海外館藏中醫古籍珍善本輯存（第一編）

第十册

劉金柱　羅　彬　主編

吴醫彙講（二）
醫籍考（一）

廣陵書社

醫經醫理類

吴醫彙講（二）

卷六—十一

〔清〕唐大烈 纂輯 嘉慶元年刻本

吴醫彙講卷六目録

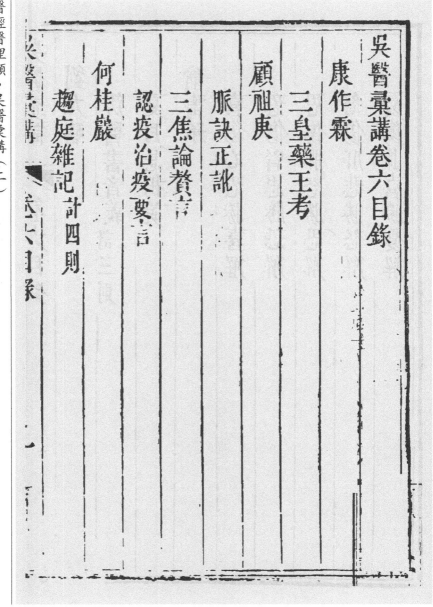

劉九疇

辨醫書音義計三則

夏月忌枳說

翁壽承

喜傷心恐勝喜解

恐傷腎思勝恐解

思傷脾怒勝思解

怒傷肝悲勝怒解

憂傷肺喜勝憂解

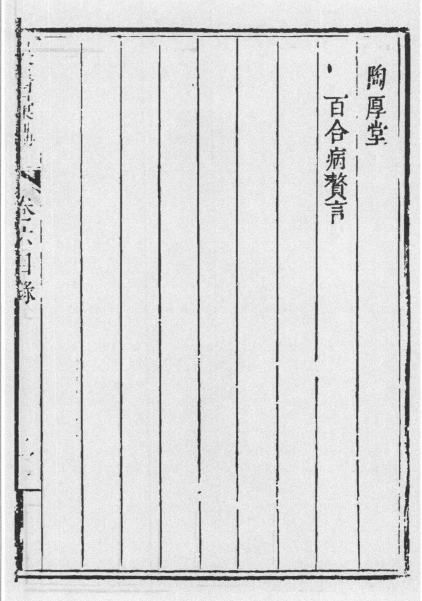

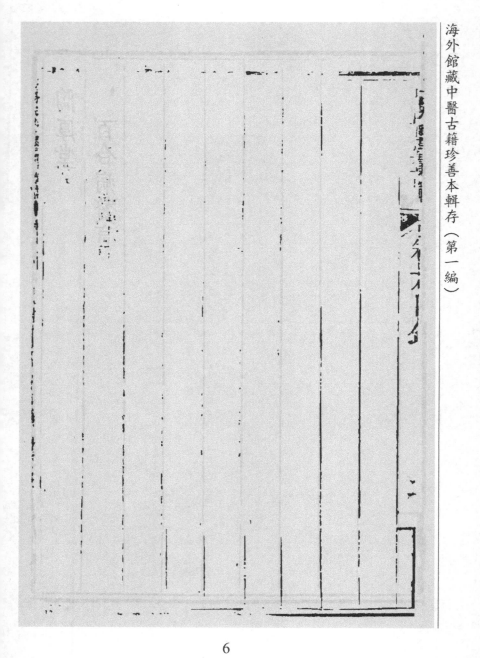

吳醫彙講卷六

長洲唐大烈立三氏纂輯

吳門汪元軾正希氏參訂

康作霖名時行號竹畦國學生松江婁縣人遷居蘇城王天井巷年七十八歲歿於乾隆壬辰此稿係高弟呂秦來付梓秦來名稷卿作先生□宅

三皇藥王考

自古三皇畫卦而分陰陽辨藥而作本草論病而垂內經吾醫開教於三墳至今尚讀其傳書內而醫院外而醫學並奉爲主祀列入條編者也至唐而有韋

氏名訊道號慈藏者施藥濟人世人共仰為藥王醫史可考則是藥王之距　三皇已隔唐虞夏商周秦漢晉及南北朝十餘代矣今有無知僧道以藥王之像塑為冉服與　神農之像無異藉以通書所載每年四月二十八日藥王誕之語影射混淆惑人斂欵以致庸俗之人誤稱　三皇為藥王殊為可笑查

欽定禮科則例現載

京師先醫廟奉　三皇於南向配勾芒等四位於東西向又分列僦貸季等二十四位於兩廡由上古而遞次

及唐藥王韋慈藏現與啓元子王冰東西對列則側彰彰吾醫之有　三皇猶儒者之有　孔子也若夫藥王較之程朱諸子尚有間焉譬諸范歐諸儒庶幾相近今以若賢若神之號而與開物成務之大聖人相混褻慢甚矣故特考而辯之

陰

此句[illegible]以下後也註中即作陰字解乃因[illegible]

承誤

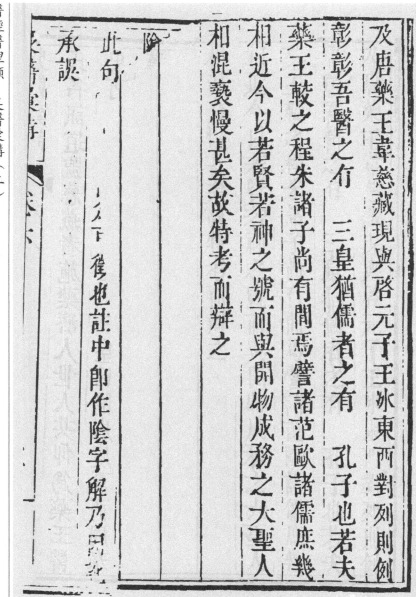

氏名訊道號慈藏者施藥濟人世人共仰爲藥王醫

史可

三皇已隔唐虞夏商周秦

漢

相混淆假其失彼得者而辨之

相近今以若貿然而冒之躋而與開物成務之大聖人

梁王鍼之程朱講乎尚有間焉譬諸濂閩諸儒幾

謀諸吾醫之行　三皇猶儒者之有　孔子也若夫

次唐藥王思邈孫真人洛元平主永東所謂列則劍

顧祖庚名彭年號雁庭風學生住郡城宮巷

脈訣正訛

四言脈訣始自崔紫虛嗣後校者纂者頗多迨至明季李士材醫宗必讀中之所著因爲盡善而亥豕之訛尚有未正彭也不才謹陳管見以俟高明鑒定

脈形病能主沉弱陰虧句陰字誤刻當作陽字若沉[illegible]陰脈有陰無陽豈非陽虧況上文有浮濡陰虛句乎此句之緊對面爲可徵也註中即作陰字解乃因[illegible]承誤

奇經八脉節　尺外斜上至寸陰維尺内斜上至寸陽維句

註中以二脉分左右恐未必然李瀕河云陽維起於

諸陽之會由外踝而上行於衛分陰維起於諸陰之

交由内踝而上行於營分所以爲一身之綱維也既

爲一身之綱維何得以左右分言之且言經位仍以

三焦列於右尺小腸列於左寸與所著脉法心參之

三焦分列三部小腸列於右尺之論自相矛盾此亦

有訛

五臟本脉節　腎㳂左尺沉石而濡句字必有訛按訣中曰

浮小為濡又本集脉有相似宜辨篇中曰濡與弱皆細小也濡在浮分重按即不見也弱主沉分輕取不可見也如此則濡脉不得與沉脉並見而此處又何以並稱耶考諸内經云平腎脉來喘喘累累如鉤因思而濡二字形似喘喘二字所以誤刻當作喘喘讀之但久訛莫正此何故耶豈因喘喘義與膚淺後學反以喘喘為誤而改之繼而蓩蕘悅口習焉而不察耶抑因濡字有耎音從來賢哲止作耎音讀之即作耎字解之而不作脉名則於脉義似乎不犯所以未

之或按耶然既有濡脈而此又以非濡脈之濡字混淆下清恐不足以教天下 彭反覆推敲終不若以內經喘喘二字易之非惟不與濡脈相混而與形容胃氣之義較濡耎二字更爲超妙也

右尺相火與心同斷句疑有衍文蓋兩尺皆腎部也內經於中附上上附上皆言左右而於尺則獨曰尺外以候腎並不言左右可見兩尺皆腎一定之位右尺既亦屬腎脈亦宜同左尺之沉石矣若與心同則上文心脈是浮大而散豈此腎部亦浮大而散乎或

曰心字乃腎字之誤當作右尺相火與腎同斷其理固通但相火位居命門正中不偏不倚不過驗脉之法附於右尺其脉自宜以腎爲主相火爲附若讀作右尺相火與腎同斷則文義側裝主客不明愚意不若直貫之文作右尺亦腎相火同斷讀之方見得右尺亦屬腎部其脉自必同於左尺之沉石喘喘累不過較其大小有力無力以徵相火之衰旺故同可斷耳

三焦論贅言

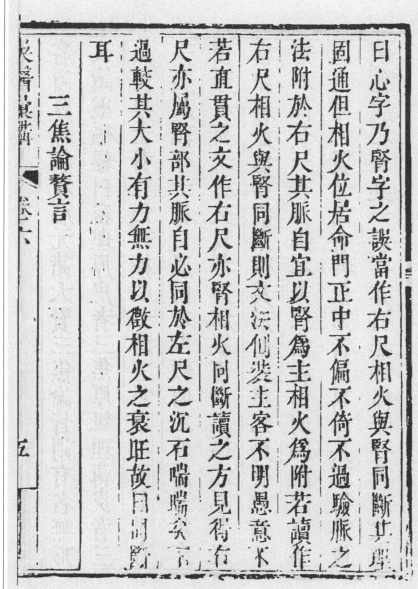

嘗讀難經叔和啓元諸大賢三焦論皆謂有名無形
又讀靈樞經曰密理厚皮者三焦厚粗理薄皮者三
焦薄勇士者三焦理橫怯士者三焦理縱則似乎有
形矣及觀李士材曰肌肉之內藏腑之外爲三焦亦
無形也而士材又以無形爲誤而以靈樞之厚薄縱
橫如霧如漚如瀆以徵其形則三焦究屬有形耶無
形耶謹贅一言以辨之夫三焦者即胸膈腹內三空
處也諸大賢皆謂有名無形者所以別其不同於他
藏他腑之自具一形耳非曰無形即無其處而欲指

空處故曰無形也靈樞謂厚薄縱橫者即借胸膈腹之腔子裏面爲言非另具一形而爲厚薄縱橫也經又曰如霧如漚如瀆而中焦又有作如瀝者蓋即指胸膈腹內空處之水氣爲然如果有形則霧乃氣聚有時而散漚爲水泡時起時沒瀝是餘滴可有可無皆無常形豈可比之上中二焦乎至於下焦如瀆者亦不過以溝瀆中水道比下焦之水道非以溝瀆之殼子相比較也即土材所謂肌肉之內藏腑之外雖有其處原無其形何反以無形爲誤豈其意以既有

其處即不得謂之無形耶然處與形不同有其處內經所以云云無其形諸賢所以定論先聖後賢言似異而旨實同也惟陳無擇言有形如脂膜疑未妥協蓋脂膜乃身中原有之物三焦之形如之則又一層假脂膜也假脂膜與真脂膜其何以辨哉故敢謂其未妥

認疫治疫要言

疫癘之證病家每每忌諱醫家故不明言然口雖不必明言心內還須認清若認之不清不但用藥無效

而且開口便差認疫若何於聞見中但有兩三人病情相同者便要留心留心若何病有來踪去跡怪怪奇奇傳變遲速不近情理較諸正傷寒風温温熱濕温暑暍等門迥乎大異者即疫也脉證不必大涼而服大涼之藥似有害而終無害者即疫也脉證可進温補而投温補之劑始似安而漸不安者即疫也治疫之法總以毒字爲提綱憑他如妖似怪自能體會無疑君如不信試觀古今治疫之方何莫非以解毒爲主吳又可之專用大黄非解毒乎張路玉之醋

喜人中黃而以童便配葱豉爲起手方非解毒乎葉天士之銀花金汁必同用非解毒乎至於犀角黃連生甘草等味十方九用非解毒乎故嘉言喻氏有要言不繁曰上焦如霧升而逐之佐以解毒中焦如漚疏而逐之佐以解毒下焦如瀆決而逐之佐以解毒觀其旨上中下則有升疏決之異而獨於解毒一言叠叠緊接不分彼此豈非反覆丁寧示人以真諦也哉

何桂巖名國棟號蓼齋實任吳縣醫學訓科世居兔子橋此趨庭雜記係錄令先嚴心逸先生所論心逸名璉號澂萬年五十五歲殁於乾隆庚子

趨庭雜記

憶余少時嘗讀内經云肺藏魄肝藏魂又云肺主氣肝主血夫既清陽之氣歸之於肺濁陰之血歸之於肝又何以清陽之魂不歸於肺金濁陰之魄不歸於肝木哉以是析疑於先子先子曰噫汝之愚也然亦不可無此一問蓋人法天地稟賦陰陽先天皇極乾南坤北離東坎西是以東離日府反藏庚位之金魄

西坎月宮又賴甲方之玉兔金中有木木中有金金情戀木木性戀金是天地沖和之道也肝魂肺魄更何疑哉

相傳孫思邈有降龍伏虎之說余問於先子先子曰此亦當時之寓言耳蓋今之肝氣橫逆脇痛嘔惡曰張瘖厥非猙獰之逆龍乎而肺氣不宣喘急痰壅便溺俱無非猖狂之猛虎乎當此之際有慧心明手一剤而其病如失是即思邈之降龍伏虎也子輩讀書由此說而隅反之自可日進於高明矣

竊怪今之人學術未精每咎於藥品之未醇或嫌膠之不陳或憎連之非川用桂無交趾之產用朮難於邑之眞詖辭卸責不知上古之世衣服宮室尚有未全金石草木之品豈如今之悉備耶然古人未嘗不治人也且醫之有藥猶繪事之有色也青黃赤黑色之常也而淡紅微翠嫩綠嬌黃乃繪家均合之巧寒熱溫涼藥之範也而大小緩急奇偶輕重亦由醫者配合之微妙耳嗟乎可以醫而不如繪者乎

讀素問五運合化之理有黃氣橫於甲己白氣橫於

乙庚黑氣橫於丙辛青氣橫於丁壬赤氣橫於戊癸余潛心讎對難以自明及讀天元冊文有丹天之氣經於牛女黅天之氣經於心尾蒼天之氣經於危室柳鬼素天之氣經於亢氐昴畢元天之氣經於張翼婁胃因以張介賓所繪運氣圖玩索之始悉天干與二十八宿所處之向所合之位讀時雖少開茅塞然其合化之根源一定不移之法則尚難胸中明轍確乎無疑由是問於先子先子曰天下之事不出乎五行而河圖為五行之祖今爾以合化之所以然而欲

遡流窮源盡以河圖思之也夫河圖之數一與六合二與七合三與八合四與九合五與十合試屈指天干之次第甲數居一己數居六乙數居二庚數居七丙數居三辛數居八丁數居四壬數居九戊數居五癸數居十即河圖生成之數土為萬物之母故以為首而相生合化也此至簡至易之事而人多未有悟及者也

遂流弊滋以河圖思之也夫河圖之數一與六合二與七合三與八合四與九合五與十合試屈指天干之次第甲數居一己數居六乙數居二庚數居七丙數居三辛數居八丁數居四壬數居九戊數居五癸數居十即河圖生成之數土後謬之要故以論首而相生合化也此注論汪昂之非而人參未有據次者也

劉九疇名天錫號炯泉住閶門外河田

辨醫書音義

傷寒書有噫氣不除句今人以噫字讀作依字聲者居多因四書註噫心不平聲也但此噫氣由中氣不和胃氣上逆與心不平聲義不合攷字典音於介切應讀隘字之去聲爲是

脉訣二十八脉內有濡脉註云與爛綿相似今人讀作如字聲者居多然非濡滞之義攷字典濡字有而因如柔耎五音莊子有濡弱謙下爲表句與耎字之

義頗合則此濡脈宜讀耎字爲是痺者閉而不通之謂也字與兵糜切音秘今人多念作避字聲者非

夏月忌枳説

枳殼枳實皆破氣之品夏月乃熱傷氣之令二藥非宜故暑濕熱三氣門方中惟陽明實滿不得不與承氣湯者間有用之其餘皆不用此古人製方之意若有不諳而合焉今人未能體會每於暑熱之時任意用之是何讀古人書而漫然未覺耶或曰枳不宜於

夏令檳榔尤甚矣余曰不然夏月之邪三焦受者居多非檳不達故爲要藥枳不能通三焦故爲時令之禁

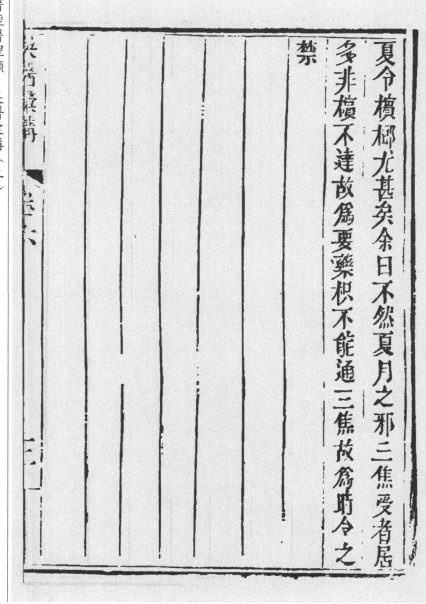

十二

翁壽承　名介壽號南軒曾任吴縣醫學訓科住珠明寺南

喜傷心恐勝喜解

心有所樂謂之喜何反謂其傷心哉凡人之氣以平爲期不及者病過者亦病經曰心藏神神有餘則笑不休試郎以不休二字味之乃樂之過而失其正也當此樂以忘憂之際有放心而不知求其心所藏之神不亦因之而渙散乎至於恐能勝喜其義維何蓋喜爲心志恐爲腎志水能制火既濟之道也抑更有顯而易見者人當極喜之時適有恐懼之事猝然遇

之莫不反喜爲憂者惟以喜之情緩於恐而恐之情急於喜也是僅以水火尅制之理言之或近傳會而不知勝復之道本乎人情實有沒相印合者

恐傷腎思勝恐解

恐爲腎之志何即傷腎乎蓋腎者主蟄封藏之本喜靜而不喜動恐則氣下偏能動之如張子和云恐氣所致爲骨痠痿厥爲暴下清水爲陰痿爲懼而脫頤凡此諸症非皆傷腎之明驗歟若善思者處此即非常臨之自有定識豈得以恐懼搖其意見哉況思慮

之志出乎脾以思勝恐亦即以土制水論情論理亦適符也

思傷脾怒勝思解

脾志思而肝志怒木能尅土此其理也而曰傷曰勝義亦顯明岐伯曰思則心有所存神有所歸正氣留而不行故氣結矣蓋脾處中州而屬土喜健運而惡鬱結思則氣結故曰傷也況思雖爲脾志而實本乎心心者脾之母也今以多思而心營暗耗母氣既虛則所以助脾者亦寡矣若夫怒可勝思不言而喻嘗

見人熟思審處之時忽有拂逆之加一朝之忿無不爲巳前此之思之弗得弗措者至此而無暇計及矣此無他亦惟人之常情有緩與急而巳矣

怒傷肝悲勝怒解

肝爲木臟欲散而若急經曰肝氣虚則恐實則怒又曰怒則氣上夫以將軍之官至剛之臟復以嗔怒而助其氣是急也非散也故曰傷也若夫悲者有所哀痛而然也經曰悲則氣消則當氣逆之時適以此消氣者值之謂之曰勝誰曰不然○或曰四志所勝皆

與五行尅制之理合茲怒爲肝志何獨非肺志之憂勝之而云悲勝怒乎蓋喜怒憂思悲恐驚其情有七而五臟止有五志故遺去悲與驚二者以悲與憂相類皆屬不遂其心也驚與恐相類皆有所怯也惟悲之情較急於憂故其勝怒爲更切耳由是觀之卽謂之憂勝怒亦何不可

憂傷肺喜勝憂解

肺爲氣主慮乎膹鬱經曰憂愁者氣閉塞而不行是憂能傷肺之由也至於喜可勝憂其義何居亦考諸

岐伯曰喜則氣和志達營衛通行故氣緩矣則以閑寂者而和緩之豈不得謂之勝乎然亦更有顯明者凡人有所憂愁每多胸膈不舒適逢歡快之事即可情懷開曠此尤情性之常寧獨火可勝金而已哉

陶厚堂名宗暄號惓庭住和豐倉前

百合病贅言

此症行止坐卧皆不能安，自朱奉議以爲傷寒之變證，後之註金匱者，或言屬氣，或言屬血，論説紛紜。余竊以爲皆未中肯。夫百脉一宗，悉致其病，乃本乎心神渙散也。心主脉，故心病而脉爲之皆病矣。惟其心神渙散，故下文常默默不能食、不能卧、不能行數句，無可奈何之態，皆所以形容百脉悉病之語，未經説治病情如是者，乃爲此病之正。故用百合而加生地黃汁顯爲五志之火消爍心陰於是以此救之經所云津液相成神乃自生之意也此外因誤治之變而隨症治之如金匱所立數方亦不過畧舉其槩以令人隅反設未用汗吐下三法而曾或寒或熱或補或瀉之藥以誤治者治法亦宜權變惟在法古者之引伸觸類耳趙以德衍義云病多從心主或因情欲不隨或因離絶菀結或憂惶煎迫致二火鬱之所成最爲切當惜其有見及此而未明言心神渙散之故註中反雜以熱毒瘀血等解殊爲白璧之瑕昔張路玉

治孟端士太夫人此病用生脉散加百合茯神龍齒稍兼黄連而病愈益以百合攝神之法而推廣之洵爲能讀仲景書者矣第安神之藥不一而專取乎百合者因其形像心瓣瓣合抱取其凝合渙散之心神由是而百脉皆利矣嘗聞中央紀聞云百合乃蚯蚓所化張路玉亦曾親見於包山土罅中有變化未全者大畧野生百合蚓化有之夫蚯蚓性動而專通經絡及至變而爲百合則由動而静由散而合用爲主治即此意耳且百脉悉病則病變百出非經文數病

之所能盡設或症不盡合乎經文而遇病態類此者亦宜體會其意而推測之不可泥定下文數症也當明欲食不能食等句乃無可形容之辭病爲神病而難以形容醫者亦須神會而非語言文字之所能罄者矣景岳云無形者神也變幻倏忽換回非易引經文粗守形上守神二句而歎安得有通神明而見無形者與之共談斯道哉旨哉是言也向來註者多以百合爲消瘀血然消瘀血者乃赤花之山丹非百合也蘇頌以病名百合而用百合不識其義李士材曰

亦清心安神之効耳士材能見及此而未發明此症之機要殊缺典也

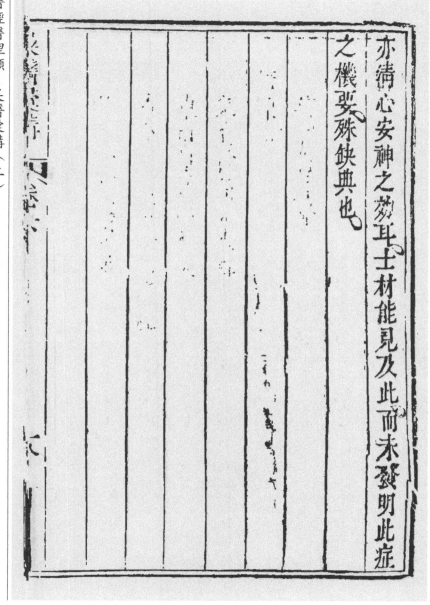

文潞要藥集與選

於論心要論之萃王士林能見及此而未發明此證

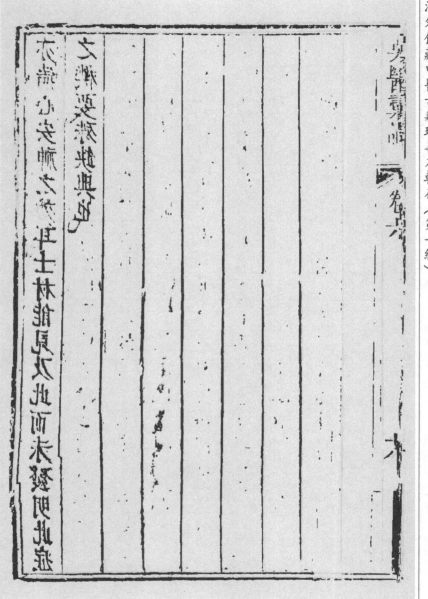

吳醫彙講卷七目錄

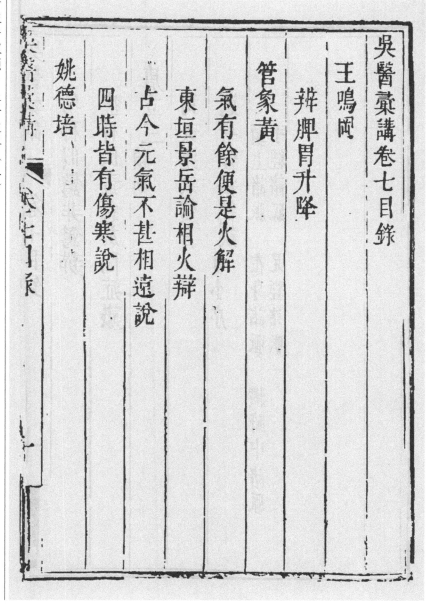

唐立三　續刻

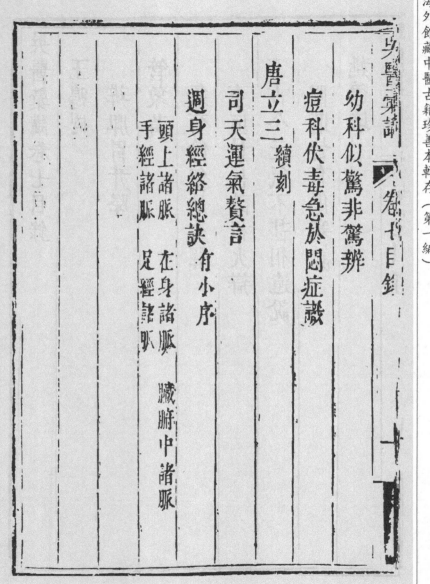

吴醫彙講卷七

長洲唐大烈立三氏纂輯

吳門周　桂思哲氏參訂

王鳴岡名鳳梧號牀山國學生世居十全街

辨脾胃升降

余嘗攷治脾胃莫詳於東垣求東垣治脾胃之法莫精於升降夫升降之法易知而升降之理難明其在經曰脾胃爲倉廩之官五味出焉蓋脾主生化其用在於無形其屬土地氣主上騰然後能載物故健行

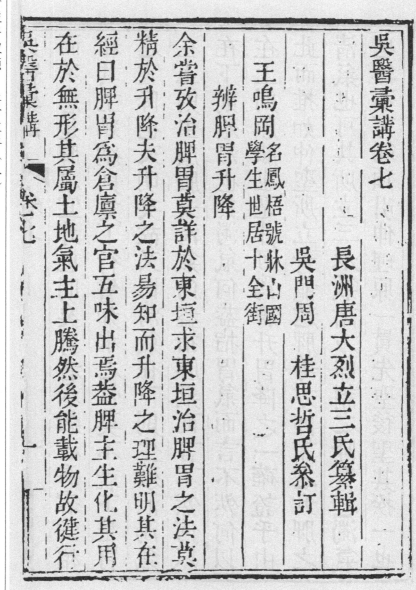

而不息是脾之宜升也明矣胃者水穀之海容受糟粕其主納納則貴下行譬如水之性莫不就下是胃之宜降也又明矣故又曰清氣在下則生飧泄濁氣在上則生䐜脹夫清氣何葢指脾氣而言不然何以在下則飧泄也其濁氣何葢指胃氣而言不然何以在上則䐜脹也是非可爲脾升胃降之一確證乎由此而推如仲聖所立靑龍越脾等方卽謂之升脾之清氣也可其所立三承氣諸方卽謂之降胃之濁氣也無不可觸類引伸理原一貫先聖後聖其揆一也

考東垣所著補中益氣調中益氣升陽益胃各方其論雖詳於治脾畧於治胃而其意則一臟一腑升降各有主治顯然不可混者其與先聖之理又何嘗相悖而後先輝映足以發明千古良可師也苟其顛倒錯施俾升降失宜則脾胃傷脾胃傷則出納之機失其常度而後天之生氣已息鮮不夭扎生民者已余偶讀東垣書詳究脾胃以辨其升降之理如此

醫彙書　卷十　十

管象黄 名鼎號凝齋又號佛容世居蘇城婁門內平江路之管家園

氣有餘便是火解

昔賢有云氣有餘便是火此當專以病氣立論若元氣有不足而無有餘者也何則氣化於精精生於水穀故人情一日不再食則饑饑則氣怯而倦怠若飲食適宜起居有節始得元氣充流一晝一夜正合一萬三千五百息爲人身之常度故聖人御氣如持至寳非以氣之易於不足乎自夫風寒暑濕燥火六淫之氣外侵營衛經府阻塞正氣流行出入之道遂致

腠理閉塞胸腹痞滿二便不通種種顯病氣有餘之象而元氣已形內餒之機醫者但當察其所因如風則用和寒則用汗之類即不致化火而元氣復矣若治不中要病氣留着則六者皆可化火即熱病爲傷寒之類而病機十九條屬熱者多是也故曰氣有餘便是火即七情之病亦莫不然如喜太過則喜氣有餘而心火熾怒太過則怒氣有餘而肝火炎此尤當從臟氣之陰陽虛實而調劑之若執是說以往不曰破氣降氣即曰清火瀉火吾恐少火生氣一傷則俱

傷一敗而難復非衛生之道也豈古人立言之旨哉

東垣景岳論相火辯

東垣曰相火者元氣之賊也丹溪述之景岳非之謂曰情欲之火邪念也邪念之火爲邪氣非相火之所爲也二家之說俱有詞障夫相火者腎中之眞陽禀自先天爲人生之根本云爲動作賴之以立衰則病息則死老子曰一生二周子曰無極而太極太極動靜而生陰陽是相火一人身之太極也太極不能無動然動而有節卽是少火以生氣動而無制則爲壯

火以害氣如水能浮舟亦能覆舟實一相火之所爲豈得另有邪火也故人之喜怒愛懼不過五藏之本志男女大欲則又萬物之化醇是皆天地間經常之理原不至於傷生惟狂蕩無節斯爲害耳然相火既定位於下焦蒸騰發育夫能使之理勝而安欲勝而危者則惟一心故心爲君火經曰君火以明相火以位又曰主不明則十二官危此其尤大彰明較著者也大學正心釋氏降伏其心養生者善治其心則推而極之爲聖賢爲仙佛守而持之康寧壽考若舍君

而言相無怪乎或爲元氣之賊或爲生氣之本意者岐趨則瀉火補陽爭門角立黨同伐異欲爲闡發前賢恐先與經旨相謬

古今元氣不甚相遠說

五方風土異宜古今元氣不同醫林每奉此二語爲治病立方之要旨以爲西北高燥多寒東南卑濕多熱高燥則筋骨勁强卑濕則肌肉柔弱此分形勢之剛柔非以判本原之强弱故內經異法方宜論五常政大論聖人早爲詳言之至古今元氣不同則愚竊

有說焉皇古之世壽稱千百薦紳先生難言之或者書缺有間未足徵信歟尚書載自帝堯以來則皆彰彰可考所謂元氣之厚薄必徵諸壽數之短長故古人之元氣不可見而古人之壽數有可稽唐虞三代已不聞有數百歲之人觀之孔顏尤明驗也仲師挺生於漢爲製方之祖其用藥也不啻數倍於今由其察脉眞審證確任使精專一湯日作數服病愈或不終劑蓋有是病必用是藥去疾務盡斷斷然也然非謂漢時氣厚則可也古者以百歲爲上壽七八九十

者爲老遞降而天殤自漢迄今果有異歟蓋至誠無息天地之體未有久而漸薄之理惟天地無心於造物人稟天地之氣以生者原各得此百年之用而修短不齊者人自有其厚薄耳今古一轍也不然軒岐垂教長沙祖述豈專爲一方一代而言哉若謂今之人稟氣日薄則善乎徐洄溪有草木之性隨之亦薄之論此又不移至理也自元氣不同之說行羣以古法不宜於今麻桂慮其亡陽薑附畏其劫陰柴葛以升而代之硝黃以厲而製之即偶然一用不過數分

病則猶是也藥則不及矣安能奏效乎因是邪不去正立亡始之以謹慎愛之者終之以因循害之也故愚以爲學者當專務審證辨脉既得證因之本幸勿拘元氣不同之見當宗古人用藥而稍減之矯今人立方而增重之庶幾病氣速除生機不息矣鼎也學識淺陋有志未逮書此以俟之

四時皆有傷寒說

三陽傷寒俱有表證至於三陰既無表證可據而又不必一日太陽二日陽明循經而傳卒然直中無拘

太少今試有人卒然患得三陰條脉證醫者診視將不知目爲何病無論治之也故有謂南地無傷寒者非無傷寒實有之而難於識難於治也寒者天地之一氣傷寒者舉一以名書一百一十三方果皆治寒之劑哉猶魯史錯舉四時而名春秋也竊謂傷寒一證不特霜降以後春分以前有之即三時皆有之不過因時易名春溫夏暑其證治已全具於三百九十七法中在學者能通其變耳是傷寒實備六氣之治厥後或專論溫熱或專主三焦或主心營肺衛要不

過傷寒中之一氣一經未足以窺全豹也讀書貴在參悟不可如小僧縛律如邪中三陰不必皆寒故三陰亦有熱下證直中三陰多兼內傷故三陰每多溫補證況外感不出六經內傷無過五臟然則傷寒一書并可以概雜病何時何地無之哉溯心源於長沙當必沉潛反覆於其書猶必詳審於無表證之治則宮牆雖峻庶幾可窺

姚德培名本厚號芬溪世居圓妙觀東

幼科似驚非驚辨

幼科驚症，自喻氏以食痰風驚四字立名，大剖從前之訛，實爲確論，葉香巖亦宗之，然更有未盡者。近多冬令氣暖失藏，入春寒温間雜，小兒吸受其邪，先傷肺經，起自寒熱，氣麤延綿失治，漸從胞絡内傳上部，雖有微汗，而痰多鼻煽煩躁，神蒙搐搦，家惶懼，輒云變爲驚症，動用香開，妄投金石，以致陰液消亡，熱勢愈張，正不敵邪，肝風陡動，漸見肢牽、目竄、痙閉、發厥，勢多傾敗若於病未猖獗之前先以辛涼開肺繼以甘寒化熱佐以潤劑降痰兩候自能痊可此蓋溫邪陷入陰液內耗而動肝風實非驚恐致病也若誤以驚藥治之忘幼稚之含冤不少故爲之一辨

痘科伏毒急於悶症說

痘之一症先賢立論甚詳但近時氣候變遷竟有不同於向日者莫甚於伏毒而爲時癘壅遏初起寒熱悠悠腰腹並無痛楚兩潮而見點亦色潤而形單並非要害之處身熱未解得噓便通根窠雖立不易掀

發一到三朝神蒙氣喘痧點全無唇不腫而口不渴火伏內攻迅如反掌痘未退縮即已喘閉告竭雖多識者進以芳香雙解大劑封奪一無奏續亦末如之何也已矣

寒雜合於一時變化靡窮無怪執歲運之說者司天

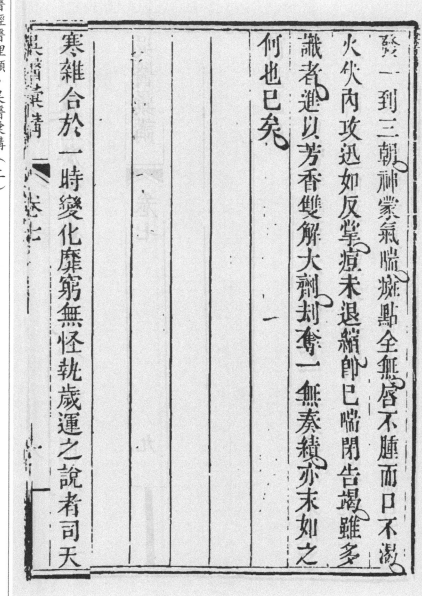

多傾敗若於病未猖獗之前先以辛涼開肺繼以甘

唐立三 續刻

司天運氣贅言

內經氣交變大論詳言歲運六元正紀大論詳言司天在泉而今似有不驗者何歟蓋歲運已分太少而一歲之中再分爲五運五運之中又分主客主客之中又分太少司天在泉再與間氣分而爲六六氣之中又分主客是每候中必有歲運與司天在泉及主運客運主氣客氣六者矣角徵宫商羽與風火濕燥寒雜合於一時變化靡窮無怪執歲運之說者司天

在泉不驗執司天在泉之說者歲運不驗執五運六氣之說者歲運與司天在泉皆不驗幾疑古聖賢書爲不可盡信矣不知五運六氣經文雖逐一分言而未及合參之理然天元紀六微旨二篇論至天符歲會則參合而言如天符乃歲運與司天相會奉天行令而主半年譬之相輔也故曰執法也故中其病者危而速也歲會乃歲運與年辰相會猶爲平氣而主一年譬之方伯也故曰行令也故中其病者徐而持也至於太乙天符則司天歲運年辰三者會合偏盛

極焉故中其病者暴而死也吾儕在醫喻醫如一方中純寒純熱其性自偏服之未有不驗者其非天符歲會之年五行錯雜猶之一方中苦辛相制寒熱雜陳則氣味皆輕自不覺其烈害耳天符歲會如此可知五運六氣亦須參合以類推矣內經未言及此者提其綱而畧其目也然余更有說者經言中執法者其病速而危中行令者其病徐而持中貴人者其病暴而死曰中曰其乃指偏勝之時即中此偏勝之邪於是其病如斯非泛言其年得病無論風寒暑濕燥

火一槩如此斷也況偏勝之時雖必有其邪亦非舉世之人而盡中之也或起居不慎或寒暖失宜凡屬外感皆然再壯者氣行則散怯者着而爲病則是中其邪者本非常有何謂經文之不驗耶愚意以爲運氣之說如此抑更有釋天符太乙之說者謂非一年之病皆然當以得病之一日爲言如戊子日亦稱天符戊午日即爲太乙似乎近理而與中其二字究隔一層仍當作值其月而中其邪或合以其年其日而中其邪如此推之竊謂斷無不驗者

週身經絡總訣有小序

治病須分經絡古人以經界喻之猶夫射之的御之範也靈樞經脈一篇爲我醫所必讀第奈其文參差繁複習者苦之東垣編爲歌訣　國朝汪訒庵更爲諧暢可誦記誦無難矣惟是熟此經脈於逐經之起止循行雖已了了而人之身體每一處有兩三經或四五經錯綜循及者皆散見於各經之下臨證倉卒未免或遺烈不揣愚陋竊以人身自巔至足凡十二經絡行及之所彙而輯之再奇經八脈除帶脈及陰

陽維蹻皆簡明易曉可無纂輯外其衝任督三經亦爲摘入倣四六之體編爲俚句而不拘拈對不嫌粗俗惟求便於記誦俾人之身體四肢一云某處便識爲某經某絡實爲臨證辨經分經議治之捷徑但不敢曰熟此總訣竟可置經文而不讀也譬之本草綱目既已按藥而治病復有本草類方爲之按病以集方二者縱橫爲用尤爲心目瞭然耳

頭上諸脈

蓋聞手之三陰從藏走手手太陰肺少陰心厥陰心包手之三陽

從手走頭（手少陽三焦、陽明大腸、太陽小腸）足之三陽從頭走足（足太陽膀胱、陽明胃、少陽膽）足之三陰從足走腹（足太陰脾、少陰腎、厥陰肝）靈已逐一而分言，茲乃合編而便讀。膀胱之脈交於巔，肝與督脈會於巔絡腦。須知膀督（惟欲便於誦讀，故用簡字訣，餘倣此）髮際循乎背脈，胃至額顱（髮際下為額顱），膽抵頭角，上額者督與膀胱（在內而上），出額者其惟肝脈（在外直出）。目系連於肝脈、心之支者，並繫目之內角，名曰內眥，小支至而膀胱起，胃經還約於其旁（小腸之支者至目內眥，膀胱之脈起於目內眥，胃脈起於鼻之交頞中，旁約太陽之脈），下循鼻外。○約一作納。目之外角名曰銳眥，膽接焦

支三焦之支者至目銳眥膽脈起於目銳眥小腸亦至目下為顓音拙焦膽
小腸而合至三脈俱支者兩旁為頰大小肝焦而上下夾面
橫骨為頰大腸貫頰小腸上頰肝頰三焦俱下頰四脈亦俱支者小腸之支斜絡於
頞督脈至於鼻柱胃脈起於交頞即山根大腸之支挾
鼻孔而交中挾口從下齒還出挾口交人中左之右右之左上挾鼻孔至迎香穴而終
交足陽明經胃經之脈循鼻外而挾口環脣肝又環於脣
內胃又交於承漿下脣陷中胃經之脈入上齒大腸之支
入下齒頷前大迎胃脈出而膽支下頤下為頷頷前一寸三分動脈
陷中為大迎乃胃經穴頷下為頤胃脈循而往脈上胃脈循頸後下廉

耳之上角焦支出而膀支至客主人穴膽出走而胃
脈過耳前上廉起骨目客主人乃膽經穴膽脈之支者出走耳前至目銳眥後胃脈上耳前過客上
人三焦之孫脈出走客主人前靈樞云經脈爲裏支而橫者爲絡絡之別者爲孫此支之岐者故曰孫脈後仿此
小腸與焦膽三支並入耳中膽
脈焦支繫於耳後膽支胃脈循在頰車耳下曲骨爲頰車咽
有小心脾腎之脈小腸脈循咽心脈之支者挾咽脾脈挾咽腎脈至咽喉爲胃
支腎脈之循二脈循喉嚨肝循喉後而入咽顙肝脈循喉嚨之後上
入咽顙口咽顙一名頏顙在上腭後脾連舌本而散舌下腎脈挾乎舌
本胃支下在人迎結喉旁一寸五分動脈此爲諸陽之會先須

大畧而陳

在身諸脉

原夫咽後為項膀胱督脉與焦支兩旁為頸大小腸支同膽脉肩髃骨之前廉大腸出之肩後之下為膊膀胱循也焦膽小腸交合於肩（合於大椎脊為肩）腎經督脉並貫於脊脊骨兩旁第一行相去各一寸五分挾脊肉為膂膀脉循之而挾脊脊骨兩旁第二行相去各三寸成片骨為胛（音夾）小腸繞而膀支貫至於肩前腋下各曰缺盆焦膽胃腸並入其中是以腎脉循胸三

焦布膻上焦兩乳中間為膻中乳內廉乃胃經直下腹之中分
膻經包絡心包絡亦有直者支者之分恐辭何繁複故此處支者靈云包絡下支正脈乃用心包二字以別之腋下為包絡之過心在下而肺橫出脇裏為
膻脈之循心包出而肝經布脇骨之下為季脇須識
膻經之過臍下四寸為中極當知任脈之起任脈起於中極之然而任脈當臍衝胃挾臍脾脈入腹胃支循腹肝
脈上抵乎小腹膻胃出入於氣街臍下毛際兩旁動脈為氣街一名氣衝乃胃經穴膻繞毛際曲骨之外為毛際肝環陰器此在身軀之
脈所當臚列而明

臟腑中諸脈

其在臟腑之脈太陽與少陰爲表裏（手太陽小腸少陰心足太陽膀胱少陰腎）少陽與厥陰爲表裏（手少陽三焦厥陰心包足少陽膽厥陰肝）陽明與太陰爲表裏（手陽明大腸太陰肺足陽明胃少陰腎）凡此六經脈皆互絡手足同然無煩詳贅（如肺脈絡大腸大腸脈絡肺之類十二經皆倣此）更有肺之一臟心直上而腎直入胃之一腑肝脈挾而肺小循（肝脈挾胃肺脈還循胃口小腸之脈抵胃）心有腎支之絡肝有腎經之貫脾支又注於心中肺脈自起於中焦心下有膈維膀胱爲無涉十有一經皆上下而貫之（心下膈膜）

遮隔濁氣不使上薰心肺惟膀胱之脈挾脊抵腰中入循膂絡腎屬膀胱故不貫膈此屬臟腑之間並須熟諳者

手經諸脈 一

論手肩肘之間乃號爲臑音柔俗名大臂臑之內廉有三脈循前而心循後包絡恰循乎其間臑之外廉有三小循後而大循前三焦乃循乎其外臑下爲肘三焦上貫內廉尺澤包絡入之包絡之支者入肘內附中尺澤穴肺則下於內前心又下於內後肺脈下肘中心脈下肘內惟肺脈行前心脈行後心包行其中問爲小腸出於內側兩筋之間大腸入於外廉肘下爲臂別

包仍在中即上文支者夫循上而小循下心脈仍循內後
廉上骨下廉之內仍循肺脈臂外兩骨之間還出三
焦肺入寸口而循魚際關前動脈爲寸口大指後肉際起處爲魚魚際其間穴名
心抵銳骨而入後廉心脈抵掌後銳骨之端入掌內後廉包絡直入於
掌中從曲澤行掌後兩筋之間橫紋陷中入掌中三焦仍循平表腕大腸
出於合谷而上入兩筋之中合谷俗名虎口大腸經穴小腸循於
外側而出腕下之踝循手外側上腕出踝中踝音華上聲腕外兌骨肺脈出
於大指包絡出於中指次指爲肺支腸脈之交肺脈之支
者直出次指內廉出其端大腸之脈起於次指之端四指爲包孫焦脈之接三

膽支肝脈之交大指內側爲胃支脾脈之接中指內外分胃直胃支之入四指之間又膽經直入而終膀支至於小指之外腎脈起於小指之下足經之脈又如此也

吴醫彙講卷七終

焦又上出小次之間小指爲心脈小腸之接所謂手經大畧如斯

足經諸脈

至如尻上爲腰膀胱脈抵背脊下橫骨爲腰腰下爲髀膀支貫之兩旁捷骨之下名髀樞而膽橫膀過一名髀厭髀厭橫入髀厭中膀胱之支者過髀樞前面氣衝之下號髀關而胃經直下股之內廉前廉脾而後廉腎又肝脈內循於股陰股外爲髀後膀支而前胃脈髀前膝上六寸起肉爲伏兔胃脈抵之又膽脈下循於髀陽循髀外行太陽陽明之間是以挾膝筋中爲臏郎膝

盎中仍屬胃經之直下而膝內脾經內廉前膝外膽脈外廉
膝後曲處爲膕還是膀支之直入而腎出肝上俱在
內廉腎脈出膕內廉肝脈上膕內廉脾腎上於腨內腨足肚也二脉上腨內廉膀
支貫於腨外從膕中下貫腨內出外踝之後膽下於外輔骨前而直
抵絕骨之端踝骨爲輔骨踝上爲絕骨外肝斜於脛骱內側而胃
循脛外之廉內踝有脾前腎後之分外踝有膽前膀
後之別跟上兩旁內外曰踝大指節後爲核骨脾經脈過足外
側骨爲京骨膀脈支循腎入跟中胃膽循蹠跗上廉
乃肝經循處足心中有腎脈斜趨湧泉穴大指甲後屬

膽支肝脈之交大指內側爲胃支脾脈之接中指內外分胃直胃支之入四指之間又膽經直入而終膀支至於小指之外腎脈起於小指之下足經之脈又如此也

吳醫彙講卷七終

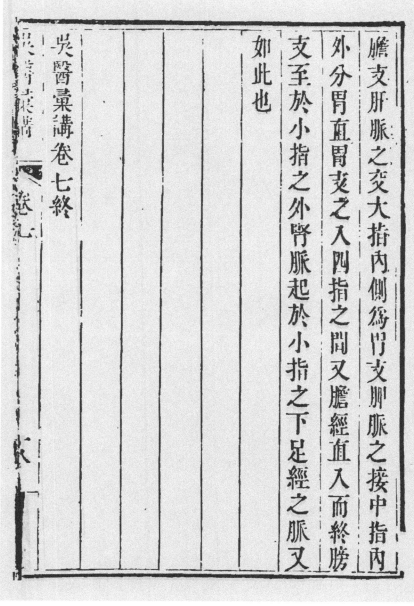

吴醫彙講卷八目録

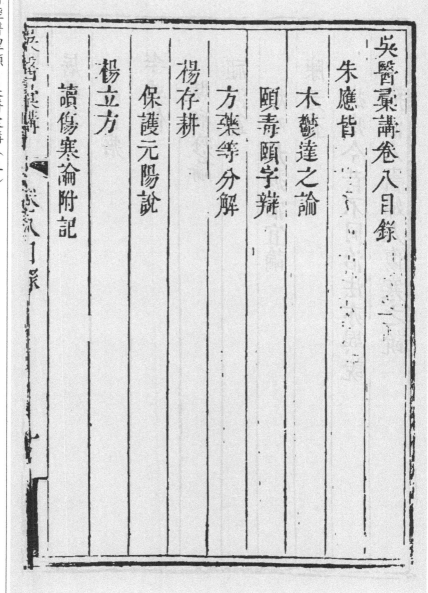

唐立三 再續

攝生雜話 計八則

类醫纂評 卷八目錄

吴醫彙講卷八

長洲唐大烈立三氏纂輯
門人顧豐來吉氏援訂

朱應皆名升恒號玉田國學生住宋仙洲巷

木鬱達之論

內經云木鬱達之古來註釋者以達爲宣吐又云用柴胡川芎條而達之愚謂此不過隨文訓釋而於達之之意猶有未盡然也夫木鬱者即肝鬱也素問云治病必求其本而鬱症之起必有所因當求所因而

治之則鬱自解鬱者既解而達自在其中矣矧木鬱之症患於婦人者居多婦人情性偏執而肝病變幻多端總宜從其性適其宜而致中和即爲達道彼若吐若升止可以言實未可以言虛也今人柔脆者固多豈可槩施升吐哉其餘火土金水四鬱古人之法釋雖於經義未必有悖然亦止可以言實止可以言外因未可以言虛未可以言內因也蓋因鬱致疾不特外感六淫而於情志爲更多調治之法亦當兼六所因而治之則鬱自解鬱者既解則發奪泄折亦在

其中奂因者病之本本之爲言根也源也君子務本本立而道生可師也

頤毒頤字辯

按時病之後多有發頤毒之症然古人又有云遺毒者愚謂當以此遺字爲正葢遺者遺留也謂餘邪未盡遺於經絡以致榮氣不從逆於肉理乃生癰腫也頤者但以部位相近而言也然今之患者發於耳下爲多兩頤甚少按耳下者少陽之部也三陽以少陽爲樞是餘邪從樞而出也兩頤者少陰之部也三陰

以少陰爲樞是亦餘邪從樞而出也病在三陽發於耳下病在三陰發於兩頤此一定之理也張石頑云過用發散引邪泛濫而頤毒多有延及膺脇肘臂如流注者則去頤益遠倘可謂之頤毒乎

方藥等分解

嘗讀古方每有藥味之下不註分兩而於末一味下註各等分者今人誤認爲一樣分兩余竊不能無疑焉夫一方之中必有君臣佐使相爲配合況藥味有厚薄藥質有輕重若分兩相同吾恐駕馭無權難於

合轍也卽如地黄飲子之熟地菖蒲分兩可同等乎天眞丹之杜仲牽牛分兩可同等乎諸如此類不一而足豈可以各等分爲一樣分兩哉或曰子言是矣然則古人之不爲註定而云各等分者何謂耶愚曰各者各别也古人云用藥如用兵藥有各品猶之將佐偏裨各司厥職也等者類也分類得宜如節制之師不致越伍而譁也分者大小不齊各有名分也惟以等字與上各字連讀其爲各樣分兩意自顯然今以等字與下分字連讀則有似乎一樣分兩耳千里

之錯失於毫釐類如是耳竊先哲之示以分兩明示後人者蓋欲令人活潑潑地臨證權衡毋膠柱而鼓瑟也竊以爲古人之用心如此不揣愚陋敢以質諸

高明

楊存耕名泰基字覲宸號勉齋生於乾隆丁卯列成均應闈試業儒係丙戌狀元張酉峯門人業醫係葉天士徒孫鍾南紀門人住閶門外資福橋存耕其堂名

保護元陽說

聖人作易爻先一畫是元陽爲萬物資始神變化合太和所以象詞獨稱其大耳讀仲景傷寒首論太陽以桂枝湯爲方祖誠一法立而諸法已悉具亦此經治而他經可不傳無論太陽篇內輒用桂枝卽陽明表未解尚宜桂枝少陽柴胡症每合桂枝至於誤下腹痛桂枝加芍藥桂枝加大黃等湯乃屬太陰矣若

夫少厥二陰風熱痰壅有半夏散及湯發表温中有當歸四逆液涸用復脈法蚘動用烏梅丸凡此不以桂枝命名者而仍不離夫桂枝可知仲景意不特陽經宜用即陰經亦常兼顧及陽也再叅金匱開卷論臟腑經絡次章浴痓必先列括蔞桂枝其餘各症以桂枝法加減者復不勝枚舉此非始終體乾行健教人以保護元陽哉近來風氣畏温熱而喜寒涼每見元虛濕温風温等症舌白渴不欲飲者亦有用犀角地黄竹葉石膏龍病本在氣分或反引入血分或胃

敗不納呃逆泄瀉輕病重重病死深為扼腕試觀大易以陽剛喻君子以陰柔喻小人若使陰道長則陽道消何以輔相裁成躋斯人共登壽域以方位論五穀利在東南以歲時論百卉敷榮春夏由此推之天包乎地氣先於血元陽實生生之本亟宜保護豈可活潑潑地雖不必偏熱而斷不可偏寒也明矣彼丹溪陽常有餘陰常不足之說故景岳非之

洞見本源　江淑齋跋

古人云不知易者不足以言醫此論以易理闡明

醫理而以護陽立說并論及仲聖用桂枝諸方皆從護陽起見誠爲確論葢陽氣一分不盡則不死人能保護元陽則太和之氣充滿於身熙熙皞皞共躋春臺矣易以陽喻君子吾於楊君亦云然

繆松心識

以儒理通醫理故其指遠以易理通傷寒金匱之理故其辭文　年姻家眷弟葉元符拜讀

講易講醫三墳一理　受業門人程清泰百祥誌

楊立方名曰恒住城中平橋

讀傷寒論附記

嘗謂長沙之論謹嚴之中皆活法也天之氣化不一
有主氣有客氣人之臟性亦不一有陰臟有陽臟春
温夏熱秋燥冬寒四時之定位也厥陰風化爲初之
氣少陰熱化爲二之氣少陽火化爲三之氣太陰濕
化爲四之氣陽明燥化爲五之氣太陽寒化爲終之
氣六節之常度也故寒必傷於冬而温與熱必在於
春與夏此其大較也然而以五運言之則土運金運

之遷代無常以六氣言之則司天在泉左間右間之加臨各别蓋之以勝復之理太過不及之數於是乎春夏亦有傷寒隆冬非無温病所謂非時而有其氣不可膠於節候之常素問曰至高之地冬氣常在至下之地春氣常在靈樞曰以一日分為四時日出為春日中為夏日入為秋夜半為冬是以活法言之說者於傷寒必主冬月於桂枝麻黄三陰諸辛熱劑必主冬月之傷寒而不可用於春夏之時拘泥時令於變化之理得毋有未備歟通天篇曰有太陰之人

少陰之人太陽之人少陽之人陰陽和平之人及夫五五二十五人之政本臟篇又言二十五變皆莫公有異稟臥即身冷如僵常服仙茅鍾乳硫黃莫知紀極小吏竊食即發疽死而太陽之人則飲啖生冷而不知節慾情房室而不加疲此其陰陽之反何啻天淵是故有從化之說從者天之氣也化者臟之性也陰臟者多寒陽臟者多熱所謂陰從陽化陽從陰化熱從寒化寒從熱化亦皆以活法言之而尤不可泥於温涼寒燥之常也夫以運氣主客之殊加之以

臟腑陰陽之別其病遂千態萬狀而莫可窮詰仲聖述軒岐之蘊廣湯液之用約之以三百九十七法一百十三方而金匱不在其數其立法之妙爲治之活於主客陰陽之變莫不融貫是在乎用之者之神而明之耳後之論足經論卒病論三綱論六氣論傷寒即雜證之一紛紛聚訟返而求之仲聖之書其活潑潑地者固無乎不包也故治病須用活法

屠彝尊 名曦號疎村國學生浙江烏程縣人僑寓平江

論白㾦

白㾦一症攷古方書無專條論及間有在瘄疹門中發明一二究未能盡其底蘊今溫熱證中每多發出如粞如粟色白形尖者謂之白㾦有初病卽見者有見而卽愈者有見而危殆者有病經日久瘄疹已見補瀉已施之後仍然發此而愈者泛稱時氣所致殊不知致病之由旣異治療之法不同不可不與瘄疹詳辨而審處之也蓋傷寒傳經熱病汗出不徹邪熱

轉屬陽明多氣多血之經或由經入府爰熱蒸灼營
傷血熱不散而裏實表虛熱氣乘虛出於膚腠故稀
如蚊跡稠如錦紋者爲癍紫黑爲胃爛而不治也時
行風熱之氣侵入肺虛血熱之體失於清透傷及手
太陰血分乘虛出於皮膚如沙如粟而色紅瑣碎者
爲痧或歲當火運復感時厲之毒即咽痛而成丹痧
及爛喉痧之類爲最劇者也至於白㾦一症則溫熱
暑邪病中必兼濕爲多蓋伏氣之發本從内出然必
因外感及人身素蘊之濕與外觸之邪互相蒸發上

甚爲熱初病治法設不用清透滲解則肺爲熱傷氣從中餒不能振邪外解熱漸陷於營分轉投清營滋化熱勢稍緩而肺氣亦得藉以自復所留之濕仍從上焦氣分尋隙而出於是發爲白痦以肺主氣故多發於頸項肩背胸臆之間白爲肺之色光潤爲濕之餘氣至此而邪始盡泄也甚有幾經補瀉之後病仍不解忽然發此而愈者以其人之氣液內復邪自外透故不治亦愈也若其根本已虛無氣蒸達多有延爲衰脫者故此症以元氣未漓色潤晶瑩有神者爲

吉枯白之澤空殼稀散者爲氣竭而齒摠以形色之枯潤卜其氣液之竭與否也大抵此症在春末夏初暑濕之令爲甚秋冬則間有之要不出乎手經受病仍從手經發泄不比足經之邪可從下解也夫肺爲主氣之臟氣旺則邪從外解上泄而病愈氣衰則邪正並竭雖發必朽白無神而難治觀內經暑與濕同推仲聖痙濕暍合論益知暑熱溫邪症中多夾濕邪更無疑矣一隙微明以俟高賢正之

李純修名基德號雲浦國學生住齊門外蠡口

爛喉痧論

爛喉痧一症古書不載起於近時而并易傳染治之者每謂太陰陽明二經風熱之毒而至爛之由亦不可不詳察也譬之於物以盛火逼之祇見乾燥而不知濕熱鬱蒸所以致爛耳此症凡風熱者治宜清透濕熱者治宜清滲痰火凝結者治宜消降葢邪達則痧透痧透則爛自止矣若過用寒涼勢必內陷其害可勝言哉夫症有可治有不可治口中作臭者謂之

回陽其色或淡黃或深黃者此係痰火所致皆可治之症總如爛至小舌者鼻塞者合眼矇朧者并有元氣日虛毒氣深伏色白如粉皮樣者皆不可治之症也總之因天地不正之氣感而受之故體有虛實之不同即症有重輕之各異耳其餘喉症痧症古人言之詳矣槩不復贅

祖鴻範名世琛號小帆住海紅坊巷

爛喉丹痧治宜論

夫丹痧一症方書未有詳言余究心是症之所來不外乎風寒溫熱時厲之氣而已故解表清熱各有所宜治之得當愈不移時治失其宜禍生反掌無非宜散宜清之兩途也其症初起凛凛惡寒身熱不甚並有壯熱而仍兼憎寒者斯時雖咽痛煩渴先須解表透達為宜即或宜兼清散總以散字為重所謂火鬱發之也苟漫用寒涼則外益閉而內火益焰咽痛愈

劇潰腐日甚矣不明是理者反云如此涼藥尚且火勢勃然不察未散之誤猶謂寒之未盡於是愈涼愈遏以致內陷而斃者有之或有云是症專宜表散者余謂所見亦偏前所云寒熱之時散爲先務俾汗暢而丹痧透發已無惡寒等症至此則外閉之風寒已解內蘊之邪火方張寒涼泄熱是所宜投熱一盡而病自愈矣若仍執辛散之方則火得風而愈熾燄勢反增腐亦滋蔓必至滴水下咽痛如刀割間有議用清涼者乃以鬱遏誹之炎熱燎原殺人最暴此偏於

散而論服清者之爲害也彼言散之宜此言散之禍彼言寒之禍此言寒之宜要惟於先後次第之間隨機權變斯各中其竅耳再此症愈後每有四肢痿痛難以屈伸之狀蓋由火爍陰傷絡失所養宜進滋陰并同痺症此又管窺之所及敢以質之高明

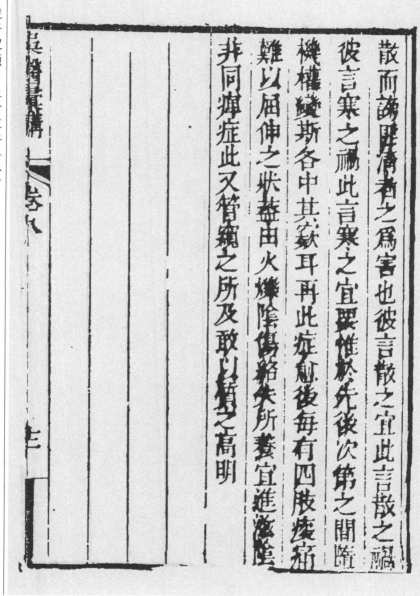

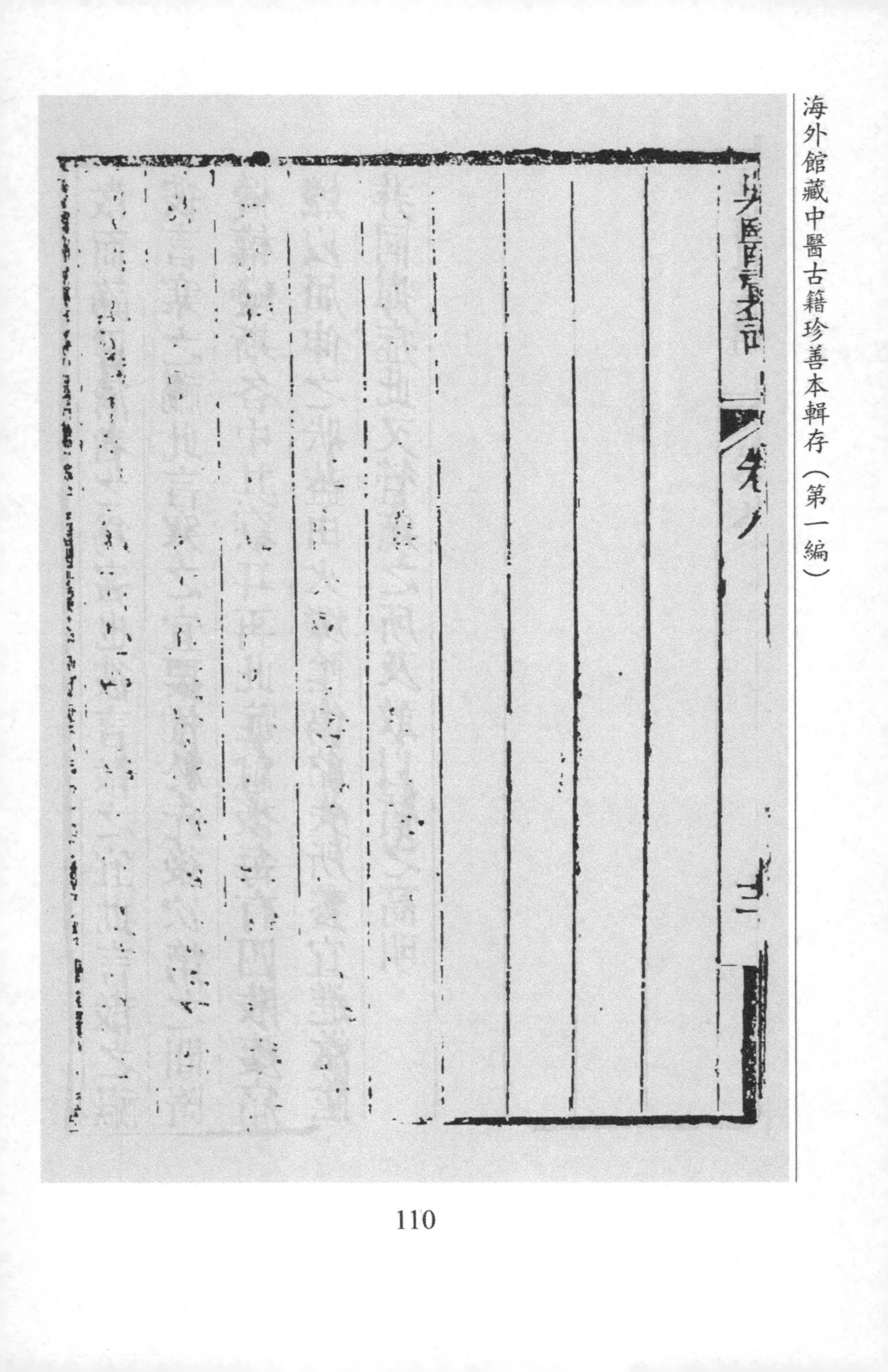

陳元益名昌齡號半帆國學生住北濠

痧疹今昔不同治法亦異說

夫痧之與痘同一胎毒也而有府藏之分焉其發也亦有出遲出速之異以伏藏之地有遠近也第痧之一證古人治法惟以升麻葛根湯為祖劑芫荽酒之外治而已其有風寒外束內毒難出而喘急者麻杏石甘湯主之若夫輕淺之證竟有不必延醫自用櫻桃核粗草紙棉紗線煎湯飲之而愈者即其發也不過周時而透透之後亦僅二三日而自愈矣今之痧

也則不然有二三日而方透者有四五日而終未透者或身皮雖達而頭面不透咳聲不揚喘逆氣粗悶伏危殆者又有一現即回旋增喘促狂躁悶亂謂之隱早者更有痧雖外達而焮紅紫滯或目封或背赤譫語神昏便秘腹痛或便泄無度種種熱盛毒深之象以向來痧疹門方治之無濟仿治痘之法先以紫雪芳透於前繼以犀羚芩連丹地石膏人中黄大劑清涼解毒始得轉重爲輕易危爲安或有病深藥淺而至於危變者幾同痘瘡有順險逆之别㠯㠯同一

痧也何今昔不侔若此耶揆其所以然大率邇年來種痘盛行胎毒未得盡泄借此痧症以泄其毒者有之抑或近來時厲之氣甚於昔日以致症之險重者有之要在臨此證者無執前人之治因時制宜因證立方圓機活潑勿以痘重痧輕而忽之庶無愧爲司命矣

辯活人書婦人傷寒之說

嘗讀朱肱活人書云婦人傷寒治法與男子不同與男子調氣女子調血以爲大畧似補前人之未及然

愚謂此說未可一槩論也夫長沙張氏醫中之聖也其著傷寒論原爲卒病而設故又謂之卒病論卒病者宜舍本而治標故一百一十三方皆男婦共用即熱入血室亦用小柴胡湯婦人之陰陽易亦用燒裩散自有活人書創立婦人治法異于男子之說後人宗之者多矣不思仲聖之方早合氣血爲一致今試以藥攷之其立法用意自躍如也即如桂枝芍藥固營而閉衛非血藥乎麻黄防風雖謂之發汗本治乳子餘疾非血藥乎白虎小柴胡中知母則治腎柴胡

則謂經皆氣中之血藥也當歸地黃固不必言即芎藭人參人皆以爲氣劑而本草言能利腰臍間血可知亦爲血藥也大抵用之在陽便爲氣藥用之在陰便爲血藥總之傷寒一證皆爲營衛受病耳何必分男先調氣女先調血耶雲岐張氏好古王氏皆以朱氏之說爲治雜病之常法誠所謂自具隻眼而不爲前人所惑者也

本仲聖以論傷寒治法由正路也中循途察必氣血陰陽尤妙獨開生面斯可謂用古而不泥古者乎

今而後讀活人書者當知所擇矣西疇顧業偷誌

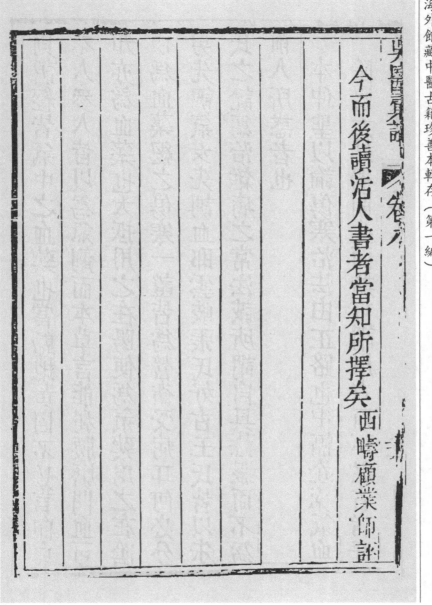

唐立三 再續

攝生雜話

命門真火藏於兩腎之中性門真水藏於一心之內人但言命門真火而不參究性門真水何也因真陽之火能生真陰之水故也殊不知性命相生水火不可以一息不交天一所生之水爲我生身之始水中能生真火人皆未究况保真陰之水則真陽之火常存而不散若真陰一衰則真陽無附飛揚上越變爲邪火能返涸真陰之水豈不危哉

火性本燥烈發揚而腎中相火偏職閉藏水性本柔弱蟄藏而心精三合獨主清利則知性以位變水火本無二氣噓氣即有水陽化陰也蒸水即有氣陰化陽也燈因膏而不滅陽依陰也水因火而不冰陰依陽也相需如此可以知其情性矣

補心氣益心精而不見效者則知命門火衰腎水不足何也命門之火即心火之根腎水之精即心精之源心無水則孤火上逆腎無火則寒水下凝水弱火炎則肺金受尅陽燄飛揚於上焦而生欬喘咯血等

病下虛則上盛也火熾水涸則肝木失養濁陰凝結於下焦而生癃閉癥瘕積寒等病上虛則下實也水火兩平陰陽斯無偏勝

脾之權在腎胃之權在心自下而上水滋土自上而下火生土也脾土屬陰生於相火而運行不息胃土屬陽傳道於大腸而容受無窮總在主納之腎於是土以火生也脾虛則胃滯而不食脾實則胃運而能食總在主出之肺於是氣機流動也故凡治脾胃者以調肺氣交心腎為先

人身之痰最能爲害勢湧如潮勢衰如汐風寒熱燥
隨氣而生痰貫體虛隨人而致濁則濃清則稀五藏
六腑無處痰之所上下升降無時而定又與正氣不
兩立殆猶天地間陰雲瘴霧耳
週身氣血無不貫通故古人用鍼通其外由外及內
以和氣血用藥通其裏由內及外以和氣血其理一
而已矣至於通則不痛痛則不通蓋指本來原通而
今塞者言或在內或在外一通則不痛宜十二經絡
藏府各隨其處而通之若通別處則痛處未知而他

處反爲掣肘矣
補救急援而驟進伐戕亟奪而峻利用之不當皆能致害故攻熱失宜熱未去而寒復作寒熱各踞於其所反致溫涼並禁良醫莫措矣攻寒亦然
人但知冬不藏精者致病而不知夏不藏精者更甚焉嘗見怯弱之人而當酷暑每云氣欲悶絕可知中暍而死者直因氣之悶絕也夫人值搖精恒多氣促與當暑之氣悶不甚相遠經曰熱傷氣又曰壯火食氣余故曰夏令之炎威甚於冬令之寒苟不藏精壯

者至秋而發爲伏暑怯者即中暍而死

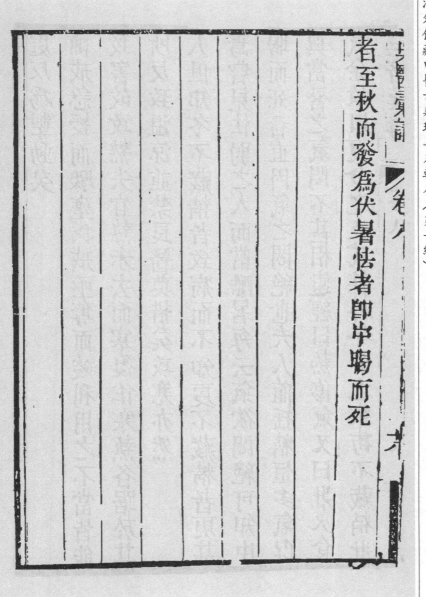

吳醫彙講

冬

卷四

吳醫彚講卷九目錄

徐叶壎

四大家辯

論醫宗必讀

論讀景岳書不可專得其温補之益

王繩林

攷正古方權量說

唐立三 三續

生氣通天論病因章句辯

吳醫彙講　卷九目錄

申明三年中氣候相乘化疫之說

吳醫彙講卷九

長洲唐大烈立三氏纂輯

門人王與謙履安氏校訂

徐叶壎名鏞號鉦臺松江南邑人弱冠入諸生即棄舉業專攻岐黃學

四大家辯

李士材讀四大家論一篇本自王節齋之意謂三子補仲景之未備而與仲景並峙也然仲景爲醫中神聖德備四時三子則伯夷伊尹柳下惠而已試觀玉函金匱方中黄芩白虎已開河間之先也建中理中已

開東垣之先也復脉黃連阿膠已開丹溪之先也然則謂三子得仲景之一德而引伸條暢之則可謂三子補仲景之未備則未確也

論醫宗必讀

明季李士材先生我城人也所著醫宗必讀一書固已膾炙人口矣然余竊有議焉夫必讀者軒岐之書也越人仲景之書也下此而脉經千金外臺以及近代諸名家書雖不能盡讀或取其十之六七或取其十之三四不可不讀矣嘗守張長沙博聞强識之訓

以探本窮源則是書又爲淺醫畫限之書矣改其名曰不必讀其庶幾乎

論讀景岳書不可專得其溫補之益

竊觀富貴之家投寒涼則忌進溫補則令醫之喜用溫補者遂有景岳派之名殊不思景岳亦溫涼補瀉並收之書也觀其論症先述古而補以己見分劑先古方而補以新方作者以全書名之讀者以全書貫之舍其短而錄其長則上而溯諸河間易水金華諸家無不合也更上而溯諸南陽醫聖亦無不合也而

得景岳之益者豈特在左歸右歸而已哉

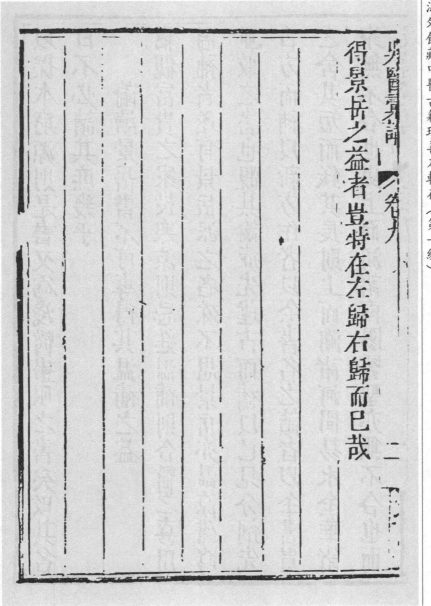

王繩林名丙號樸莊長洲縣恩
貢生世居包衖前

攷正古方權量說

古方自靈素至千金外臺所集漢晉宋齊諸名方凡云一兩者以今之七分六厘準之凡云一升者以今之六勺七抄準之謹

攷定如左

凡古方權量皆起于律黃帝律尺九寸夏尺則加爲一寸而爲十寸今木工之曲尺是也

唐孫真人千金方論延針穴分寸云其尺用夏家古尺司馬法六尺爲步今江淮吳越所用八寸小尺是也據此知即今曲尺無疑知此尺即黃帝律尺寸者以藥升之龠積與尺度攷得之

詳見律學淨聞

以曲尺之寸度作方徑一寸六分上下相等深七分八厘强其積二千分卽古藥升之容積

千金論藥升方作上徑一寸下徑六分深八分當作上下徑一寸六分深八分弱按管子云釜鏂不得爲後弇且計其容積僅五百卅二分不應如此之小故知傳寫之誤也升以自乘得二百五十六分以深七分八厘强乘之得二千分爲容積云深八分者舉成數言之也

藥升一升容黃鐘十二龠之實以秬黍二百四十粒爲一兩其秬黍

之重今無可攷依千金論蜜一斤得藥升七合及靈臺儀象志水與蜜同積異重之比例若二十與廿九而次第以準測之古一兩今七分六厘也

古律龠容一千二百八十粒黍千金論一撮者四刀圭也六十四黍為圭半之為一刀圭十撮為一勺勺即龠也兩勺為一合合為升字之誤一升共二千五百六十黍也李時珍沿兩勺為一合之誤更增十合為一升則誤以傳誤參考千金及外臺原文俱無此五字可證

秬黍一稃二米用以量龠取其圓滑而齊見攷工記輪人條下註疏中自劉歆變亂古法置秠用秬前明鄭世子特覓秬黍權以今平每龠

一千二百粒重三錢未足爲訓也鄭世子樂書穿鑿附會其云黍權黍量盡屬臆斷張介賓採入類經圖翼殊誤後人也

知二百四十黍爲一兩者千金云十黍爲一銖圖翼謂十黍當作百黍者非也六銖爲一分四分爲一兩十六兩爲一斤此則神農之秤也

攷古今權之法先作藥升滿面尺二千分中容井水秤重一兩二錢而推得其同積異重之比例假如水與藥各貯一錢升中容積相等而水輕藥重水若二十兩則藥必二十九兩以此推算一藥升之水重一兩二錢者則一藥升之藥必一兩七錢四分明矣

以三率明之
水二十
蜜二十九
水一兩二錢
相乘得數三十四兩八錢以第一率之二十爲法除之得第四次一兩七錢四分
蜜一兩七錢四分
既得蜜一藥升之重以三率重測之如法乘除得蜜七合之重
藥升一升
蜜今重一兩七錢四分
藥升七合

螸今重一兩二錢一分八厘

夫此七合之螸今重一兩二錢一分八厘者即古螸十六兩之數也依上法重測之得古一兩今若干之數

古十六兩

今重一兩二錢一分八厘

古一兩

今重七分六厘强

以古方參之

麻黃湯麻黃三兩準今二錢三分分三服中病即止每服止七分六厘

小柴胡湯柴胡八兩準今六錢分三服每服止二錢

承氣湯大黃四兩準今三錢分再服中病即止每服止一錢半

白虎湯石膏一斤準今一兩二錢分三服每服止四錢

藥升之容積二千分以今倉斛之積寸推之古一升今六勺七抄也

立方筭法滿千分爲一寸曾以倉斛計之合曲尺之寸度積一千四百九十七寸爲今五斗則知曲尺二寸爲六勺七抄

以古方參之

半夏秫米湯半夏五合準今三勺三抄半秫米一升準今六勺七抄甘瀾水

斤升〔準今三合三勺〕煎服升半〔準今一合〕分三次每服飲一小杯〔杯如杯飲約可手掬令比此尤小敵口小杯〕

四逆散每服方寸匕〔準今一錢〕其泄利下重者加薤白一升煎服〔末藥少而一升之薤其少亦可知〕

方寸匕者作匕正方一寸依曲尺之寸度爲之錢匕者以五銖錢爲之開元錢亦同皆抄散取不落爲度

古人用散藥以刀圭抄取之匕亦刀圭之意也準前論一刀圭爲三十二黍方寸匕者十刀圭也立方一寸積千分三除之得三百三十三分爲方寸匕之實容三百二十黍準今一錢〔藥性

輕重不等今但就黍
計之以得其大槩
千金論錢七者以大錢上全抄之若云半錢七者則是一錢抄
取半邊耳並用五銖錢也錢五七者今五銖錢邊五字者以抄
之亦令不落爲度按五銖錢與開元錢徑相同準由尺九分其
冪六十三分以九分乘之得五百六十七分三除之得一百八
十九分爲一錢七之實乃以三百三十三分爲首率重一錢爲
次率一百八十九分爲三率得重五分六厘爲四率是一錢七
之重也半錢七者準今二分八厘錢五七者準今一分四厘也
以古方叅之

五苓散四逆散等方每服方寸匕準今一錢

桃花湯赤石脂末半斤每服方寸匕日三服每方寸匕準今之二錢石藥性重也

燒褌散每服方寸匕日三服灰性必輕

大陷胸湯甘遂一錢匕分二服每服是半錢匕準今二分八釐

十棗湯强人服一錢匕準今五分六釐

文蛤散一錢匕藥性較輕

一撮者以三指爲度

千金論一撮者四刀圭也得一百廿八黍準今四分

以古方參之

澤朮麋銜散藥共二十五分準今四錢七分五厘以三指撮為後飯每服四分日三服三日後病瘳而藥將盡矣

風引湯藥共五十五兩準今四兩一錢八分取三指撮井水煮服石藥性重每服八分以五十餘日為度

凡丸藥如梧子大者準藥末一分如彈丸及雞子黃者準藥末一錢

千金論刀圭者十分方寸匕之一準如梧桐子大也一方寸匕散以蜜和得如梧桐子十丸為定如彈丸及雞子黃者以十梧

桐子準之準前論刀圭容三十二黍應重一分方寸匕加十倍應重一錢

以古方參之

巳椒藶黃丸藥共四兩準今三錢蜜丸如梧子大飲服一丸日三服每日三丸每丸一分蜜在外十日而積可知也

薯蕷丸藥共百七十八分準今三兩三錢八分大棗百枚爲膏和蜜丸如彈子大空腹酒服一丸一百丸爲劑每丸藥末當重三分四厘因有大棗一枚及蜜故得如彈子大也彈子大者或較小于鷄子黃然亦不甚相遠耳

理中丸藥共十二兩準今九錢一分蜜和丸如鷄子黃大以沸湯數

合和一丸研碎溫服之日三四服夜二服腹中未熱益至三四丸每丸藥末一錢當得九丸然不及湯湯法以四物依兩數切用水八升煑取三升去滓溫服一升日三服作湯者即用此九錢一分之藥煎之也寇宗奭疑丸藥少湯藥多妄謂古方如鷄子黃者應是大丸李時珍宗之遂于古法如彈丸及鷄子黃准十梧子者杏筆增爲四十梧子謬也

備急丸每服大豆許三四丸未差更與三丸按千金十六黍爲一大豆合七丸計之不過百十二黍之重準今三分半

千金云大升大兩者以神農稱三兩爲一兩藥升三升爲一升

千金論隋人以三兩爲一兩權三倍故量亦三倍

以古方參之

外臺載廣濟方蒜煎主冷氣用牛乳五升準今三升合四勺納剝淨蒜肉二升煎候蒜消盡下牛膝一大斤末準今三兩六錢煎成酒和兩匙服之乳經煎蒜後約存二合配三兩六錢煎而調和之其末必不可復多矣

外臺載錄驗方杏仁煎療欬氣杏人一升擣以水和研取三大升汁準藥升九升煎取一大升酒服一匙日三以水九升研杏仁一升其水亦不可復多矣

凡煑湯大畧古藥二十兩今一兩五錢用水一斗今七合煮取四升今二合八勺勺二三次服之

右藥皆㕮咀如豆大必水乘氣熱方始透入藥中既而藥乘水沸乃始溢出汁間然且火欲其微沸欲其小絞以兩人助以尺木澄去垽濁而後服之全欲得其氣之清而不欲多水以耗其氣讀千金論自明

至于千金論諸藥權量互求之法往往不合則古今藥性不同故也即如蜀椒吳茱萸地膚子蛇床子古取陰乾今皆曬爆爆則藥性爲之輕輕則各有差等而權與量不相合矣又如附子以一枚準半兩古取其土中自養形癯神足者棗有大小以三枚準一兩古以八月採爆乾尚皮不尚肉別錄云棗皮利肉補虛惟十棗湯取肥者十枚用之今並不

如法宜與古不符也惟巴豆治淨以一分得十六枚頗合（千金云巴豆先去心皮畢秤之曾如法修治其薄衣務盡去之約十六枚重分九厘）苟能于古方中緒論求之蛛絲馬跡非不可尋也

以古方叅之

千金方治歷節諸風百節酸疼不可忍用松脂三十斤（準今三十六兩）煉五十遍少亦須二十遍服方寸匕日三百日差（方寸匕容三百二十黍準今一錢此最足據者每日服三錢百日須三十兩也以松脂煉去六兩適合百日之用則古一斤為一兩二錢真無疑矣）

千金治結氣冷癥積在脅下及脚氣上入小腹腹中脹滿大

蒜去心三升搗令極熟以水三升和調絞汁更搗以水三升和絞去滓更以水三升和之共成九升滓可桃顆大棄却三升蒜肉研汁後滓僅如桃顆大升小可知以微火煎取三升下牛乳三升合煎至三升且起空腹一頓溫服令盡三升蒜汁可以一頓服升小可知至申時食三日服一劑三十日服十劑止蒜汁最辛劣全不慮及而頻作服之升小可知

宋林億以古三兩爲今一兩古三升爲今一升龐安常亦云然此誤以漢之權量爲懸耳于古方不相涉也

古方以二龠爲一升以二百四十秬黍爲一兩此與劉歆所定二十龠爲升二千四百秬黍爲兩者大相懸絶後儒悞信班志

遂以新莽刀布之重及銅斛之式斷爲古律權量于是以古準今遂有三兩爲一兩三升爲一升之說而强合于醫方之權量耳秦漢之量每一斗爲今之二升見閻百詩四書釋地及沈彤周官祿田考附識于此

前明張介賓惑于鄭世子之樂書定爲古方一兩今之六錢古方一升今之三合三勺者尤爲大謬

李時珍云古之一兩今之一錢古之一升今之二合半亦非也

以古方參之

肘後方治消渴以黃連三斤準今三兩六錢納猪肚中蒸服依景岳說是廿八兩八錢矣猪肚中能容之否

又肘後方治中風腹痛用鹽半斤準今六錢熬水乾着口中飲熱湯二斤得吐愈依張則四兩八錢能着口中耶併能飲如許熱湯耶

又肘後方治風毒脚氣用硫黃末一兩牛乳調服取汗北方人用此多效依張則六錢可作一頓服耶

又肘後方治勞復用乾姜四兩爲末準今三錢湯調頓服依張則爲二兩四錢之乾姜可一頓服耶

外臺載備急方治五尸以雄黃大蒜各一兩擣和如彈丸準今一錢三分故適如彈子大納熱酒中服之依張則一兩二錢能與彈丸相似耶

千金方治吞金銀鐶用白糖二斤唐以前方用糖皆指飴糖非蔗糖也一頓準今二兩

四錢漸漸食之多食亦佳依張則十九兩二錢能作一頓服耶

以上辨古秤

金匱方解菌毒人糞飲一升此豈今之三合三勺耶

外臺載集驗方療水腫用黃牛尿一飲三升準今二合若不覺更加服之若謂是今之一升人糞牛尿誰堪多服者

肘後方治齒痛醋炙枸杞白皮一升取半升含嗽即瘥若如今之一合六七勺如何含而漱之

又肘後方治霍亂大渴不止多飲則殺人黃粱米五升水一斗煮清三升稍稍飲之若如今之一升猶不慮其多飲而殺人耶

外臺載崔知悌方治血痢石灰三升熬黄水一斗投之澄清一服一升日三服（每服準今三合三勺日三服豈石灰湯可多服耶）

千金术膏治治脚弱風虛用濕荆二十五束束各長三尺圍各二尺五寸徑二寸燒瀝三斗（準今二升）青竹三十束束各長三尺圍各二尺五寸徑一寸燒瀝三斗（試如式取荆與竹燒之能取今一斗之瀝否）

千金耆婆萬病丸條下云服藥取微下三升惡水爲良（若三升爲今一升尚云微下耶）

千金第七卷雜方云治崩中下血一斛服之即斷（若血下至三斗三升何堪救藥耶）

千金紫菀湯云小兒六十日至百日一服二合半百日至二百日一服三合若知今之八勺有奇百日以內之小兒能頓服耶

以上辨古升

夫以藥秤藥升農軒擬造之法物晉宋以來寖失古意故梁陶貞白先生著名醫別錄論用藥分劑法則一遵神農之秤而不用子穀秬黍之制孫眞人祖述其意定千金方首言今依四分爲一兩爲定亦不依隋人以三兩爲一兩之法其述古藥升制度下卽曰今人分藥不復用此蓋有存羊愛禮之思焉繼此有王刺史者撰外臺秘要每方必紀其所出凡六朝諸名家所定分兩升合皆載

藐法守間有大升大两必分别註明今艮方具在顧以權䖍誰求藥若弁髦强作解事者從而武斷之而醫宗之微旨勢不至盡墜于地不止

武斷之最者莫如景岳以其所宗者悉本之僞造夏律周禴之鄭世子也

微旨者何聖人治病之樞機也升降浮沉之氣順者生逆者死但得擬之使轉即行所無事矣故藥也者求其中竅不貴多也求其猶彀不貴遠也藥必有毒非毒無以馭病非節制無以馭毒故升秤之以小爲度者誠愼之也

陶隱居曰一物一毒服一丸如細麻大二物一毒服二丸如大麻三物一毒服三丸如胡豆四物一毒服四丸如小豆五物一毒服五丸如大豆六物一毒服六丸如梧子從此至十皆以梧子爲度按千金論如梧子者準上論重一分以二大豆准之如大豆者重五厘以二小豆准之如小豆者重二厘半以三大麻准之如胡豆者重一厘七毫以三大麻准之如大麻者重八毫半准三細麻每一細麻重二毫八絲

今人疑古方立法太峻而不詳其用意之譾畧反誚古人稟厚能勝重劑則所見益顛倒矣得吾說而通之庶幾能師古之意用古之法乎

千金論云古者藥在土中自養經久氣味眞實今時藥力輕虛人多巧詐學者須加意重複用藥藥乃有力此亦不可不知也然觀東垣方藥味多而分量輕又宋時一切作煑散若每服皆以五錢爲例可知仍不貴多也

古人疑漢方湯液大劑三十餘兩小劑十餘兩用水六七升煎取二三升並分三服若以古龠量水七升煎今之三十兩未淹得過又疑散末藥只服方寸匕圓子如梧子大極至三十粒湯液豈得如此懸絶又疑風引湯一料計五十五兩每用三指撮水三升煑三沸去滓溫服一升觀其煑製每只三指撮未

應料劑如此之多今一旦改而正之三疑盡釋矣

古方惟百合湯用百合七隻配水三升似與前說不相合頃友人言吾蘇陽山澄照寺前一片地上天然自產百合僅如錢大煮之清香絕勝療病極效可知百合入藥者以小為貴耳

唐立三 三續

生氣通天論病因章句辯

丹溪格致餘論曰生氣通天論病因四章第一章因於寒之下欲如運樞三句與上文意不相屬皆衍文也當以第二章因於暑之下體若燔炭汗出而散二句移於因寒之下云云尤在涇先生深通經義者也獨於此論未甚研求乃於讀書記云因於寒因於暑二節丹溪重定章句爲是烈謂因於寒之下欲如運樞句不必謂之衍文惟起居如驚神氣乃浮二句與

下文體若燔炭汗出而散二句彼此舛錯僅以此四句互爲移掇讀作因於寒欲如運樞體若燔炭汗出而散因於暑汗煩則喘喝靜則多言起居如驚神氣乃浮意卽貫串蓋謂因於寒者如樞運動寒氣自散如內經洗熨按摩等法是也若寒鬱爲熱有似燔炭必須汗出而散如仲景麻黃湯之類是也因於暑者乃君火爲病故自汗喘喝而多言以及起居卒暴神氣浮越也丹溪在涇皆相承而誤

申明三年中氣候相乖化疫之說

本集第二卷薛一瓢先生日講雜記中有此一則而語焉未詳書出之後諸同學迭有來問此說者爰為之詳說於左

此本諸素問遺篇刺法論雖經張景岳類經釋於剛柔失守之條（甲丙戊庚壬五年為陽干氣剛乙丁辛己癸五年為陰干氣柔應交而不布政者謂之失守）而尚未甚晰竊參鄙臆詳以明之假如甲子年上半歲多風少暖為上年司天之厥陰不退位本年司天之少陰不遷正若下半歲多涼為在泉之陽明得位甲子之在泉陽明己卯也（在泉之干即以司天之干相合者推之如

甲與巳合乙與庚合也在泉之支以司天之支各就四正四偏四維中陰陽相配者推之如子與卯爲四正中之一陰一陽寅與巳爲四偏中之一陰一以上陽辰與未爲四維中之一陰一陽也餘倣此

年之司天臨本年之在泉則上癸下巳爲不和甲失其位謂之木勝土虛（甲巳化土）木勝必金復（指下年乙庚化金之歲言）金既復木必稍退而子年司天之少陰至矣木反助火剋金其復必微而甲巳之土皆失守土鬱之久後化爲疫早則丙寅晚則丁卯土疫至也（丙辛化水之年久鬱之土）方得勝之而爲病再次年丁壬化木木又剋土亢則害而爲病也。土疫卽濕疫今所謂濕溫之類是也疫之微甚詳其年之司天在泉或盛或衰爲定又若上半歲氣暖爲少陰司天布政而下半歲多温少凉爲上年在泉之少陽不退位本年在泉之陽明不遷正夫巳卯之柔不至於下（本年在泉屬陽明巳卯解見上）則甲子之剛孤立於上亦爲土虛後化爲癘（凡司天失守化爲疫在泉失守化爲癘疫瘟疫也癘殺癘也）土疫將至恐傷腎臟當先補腎俞次減土氣以去其欝戒夜行遠行（經本論刺法故以俞言用藥者亦倣其意可也）其餘詳載類經不必複贅餘年皆倣此。疫癘每發於陽年除天刑六年其餘二十四年是也（庚子庚午君火刑金運庚寅庚申相火刑金運戊辰戊戌寒水刑火遇此六年本非有餘故不發疫餘皆陽剛太過故作疫也）

然此指陽運自勝而無邪傷者也若剛柔迭失其位四時不節謂之失之迭位卽生大疫應司天而不司天應在泉而不在泉雖屬陽年亦爲不及不必胥至三年始發疫癘也

吳醫彙講卷十目錄

[illegible]醫[illegible]集論 卷十目錄

司天運氣徵驗

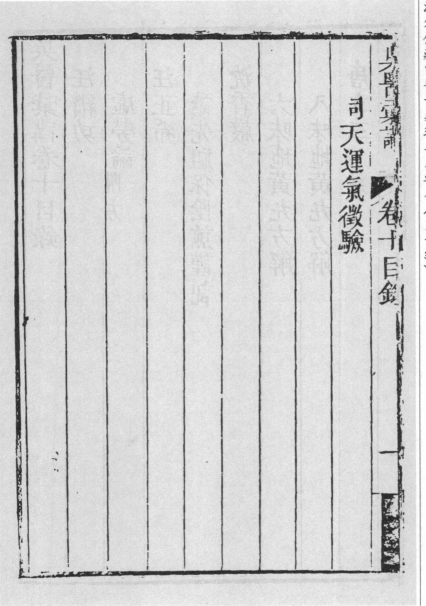

吴醫彙講卷十

長洲唐大烈立三氏纂輯

門人周兆麟世章氏校訂

汪纘功

名光爵，號學舟，太學生，屢試不售，考授州同知，遂業醫，治病多奇中，載在吳縣誌及蘇州府醫學誌，年五十六歲，殁於康熙五十七年，著有醫要若干卷，未梓行世，而同學多有傳抄，爲秘本者。此篇係其孫明之正希節録付梓。明之名元亮，號竹香，壬午科舉人，候選知縣，正希名元軾，號古香，長洲縣醫學訓科。

虚勞論

虚勞之病，皆由内傷而無外邪也。如酒傷肺，則濕熱熏蒸肺陰消爍色傷腎則精室空虛相火無制思慮傷心則血耗而火易上炎勞倦傷脾則熱生而內伐眞陰惟忿怒傷肝有二鬱怒則肝火內熾而灼血大怒則肝火上升而吐血此五者皆能勞其精血道經云涕唾津精汗血液七般靈物總屬陰陰虛內熱而成虛勞之症大約酒色爲多然有童子未室而患此症者或有先天不足或禀母氣陰虛其師尼寡婦室女慾期氣血鬱結以致寒熱如瘧朝涼暮熱飲食不思經期不準或致閉絕而成此病者多由鬱火內蒸

所致也以上論致病之由以下論真陰易虧方書言此症者皆以氣虛血虛陰虛陽虛混同論治不知氣虛者面白無神言語輕微四肢無力脈來微弱陽虛者體冷畏寒手足逆冷溺清便溏脈沉小遲此二者能服參芪溫補乃爲受補可治斯氣虛陽虛之症也雖血脫者亦有補氣之法乃指卒暴失血素非血虛之人如新産之類耳其餘患此症者經云一水不能勝五火五火者五志之火也一水者腎中真陰之水也水即精也即如女子二七而天癸至男子二八而天癸至非陰衰於

前而陰成之難乎又言人年四十而陰氣自半非陰衰於後而陰凋之易乎所謂陰者即我之精而造我之形者也人生全盛之數前後止二十餘年故丹溪引日月之盈虧以爲陽常有餘陰常不足而王節齋則以爲陰虛成病者十有八九陽虛成病者百無一二蓋以節慾者少縱慾者多耳（以下敘五臟虛證）其爲病也在腎則爲腰脊腿痠或攸隱而痛爲骨蒸盜汗或至夜發熱爲徧身骨痠或疼痛如折爲夢洩遺精爲耳中鳴爲足心熱在心則爲驚悸怔忡爲掌中乾熱爲

虚煩無寐或夢魘不寧爲口苦舌乾或口舌糜爛在肺則爲痰嗽乾咳爲氣逆喘促爲鼻中氣熱爲齶紅吐衄甚則吐涎白沫側眠咽痛音啞聲嘶在肝則爲寒熱如瘧爲頸項瘰癧爲脇脹肋疼爲兩目澁痛爲頭暈爲眼花爲多怒爲吐血在脾則爲食減不化爲惡心嘔吐爲脹滿腹痛爲腸鳴泄瀉肌肉消瘦此皆五藏虚勞之本症經曰治病必求其本須審其因何致損何藏受傷如因于色者則知腎傷縱有他經現症亦當補腎爲主而兼治他症因於酒者又當以清

肺爲先以下敘標本傳乘既審標本再明傳變如腎傳心心傳肺肺傳肝肝傳脾脾再傳腎此傳其所勝之藏侮而乘之謂之賊尅大凶之兆經曰諸病以此相傳者死謂五藏以次相傳而尅徧也難經曰七傳者死謂如病始于腎而脾復傳腎是謂六傳已盡一藏不可再傷也又如腎病不傳心而傳肺此間一藏而傳于生我之母以母子氣通也如腎病不傳心肺而傳肝此間二藏而傳于已生之子母病及子也如腎病不傳心肺肝而傳脾此間三藏而傳已所不勝之藏經

所謂輕而侮之也傳乘不明豈能療病誤治以下摘虛勞
一症偏于陰虛者居多而醫之誤治者有七試詳言
之一日誤認陽虛命門之火龍火也亦謂之眞陽如
果腎中陰盛龍火不能安其位而爲上焦假熱面赤
煩躁口渴等症口雖渴而不欲飲足冷過膝小便淸
長右尺脈沉小而遲或浮大無根此陰盛逼陽之假
症如夏至一陰生水底冷而天上熱龍爲陽物隨陽
而上升宜用八味之屬氷冷與飲得引浮火歸元如
冬至一陽來復地中水暖而龍歸大海也至若虛勞

之症是因腎水眞陰虛極水不攝火火因上炎而致面赤唇紅口鼻出血齒痛齒衄雖亦龍火上炎與虛陽上浮不同縱有下部惡寒足冷此因虛火上升所致非眞陽衰而然故其小便必黃赤其脉必帶數有內熱的症可據設悞用引火歸元之法是抱薪救火上焦愈熱而欬喘燥渴益甚咽痛喉爛諸症至矣二曰誤認中寒腹痛之屬于虛寒者綿綿痛而無增減喜熱手按熱飲食泄瀉之屬于虛寒者水穀不化而澄徹淸冷必有虛寒之脉證可憑然後用之有効今

八一見脹滿腹痛食不消化腸鳴泄瀉等症便認爲虛寒而投理中溫燥之劑再補其陽則陽益亢而陰益竭矣更有見其脹滿泄瀉遂引經文濁氣在下則生飧泄濁氣在上則生䐜脹而用補中益氣反提陰火上逆以致咳喘頻增吐衄交至而立見危亡此其溫補得售者不過助陽之藥能使胃氣一時暫壯飲食增加彼此相誇至死不悟良爲可憫三曰誤認外感世之眞陰虛而發熱者十之六七亦與外感無異火逆衝上則頭脹微痛火熱壅肺則有時鼻塞陰虛

陽陷入裏則灑淅惡寒陰虛陽無所附則浮越肌表而熱但其發時必在午後先灑淅惡寒少頃發熱熱至寅卯時盜汗出而身涼或無微寒而但午後發熱必現脣虛症或兼唇紅顴赤口渴煩躁六脈搏數或虛數無力此宜大劑滋陰如保陰六味之屬若誤作外感而表之則鲫汗淋漓諸虛蜂起或有失血之人表之無汗經所謂奪血者無汗也再強發之必然吐衄爲下厥上竭之症此尤孟浪之流也四曰苦寒瀉火之誤實火爲病可以直折虛火爲病非其所宜若

惟不能清熱抑且敗其胃氣食少瀉多將何療治甚者見其燥結肆用硝黃以通之不知腎主二便腎主五液腎液既虧自不濡潤滋其陰潤其燥而便自通彼既虧之陰豈能勝硝黃之攻伐乎五曰二陳消痰之誤痰在脾經者名曰濕痰其痰滑而易出或稀如水者名曰痰飲濕者燥之半夏自爲正治若陰水不足肺受火侮津液凝濁不生血而生痰此當潤劑滋陰使上逆之火得返其宅痰自清矣二陳之燥立見其殆六曰參芪助火之誤夫虛勞之可受參芪者肺

必無熱者也肺脉按之而虛必不數者也故有土旺而生金勿拘拘于保肺之說古人每用之而奏功今則火已爍金而咳矣火蒸津液而化爲濃痰矣君相亢甚而血隨上逆矣猶引陽生陰長虛火可補之說漫用參芪因之陽火愈旺金益受傷所以好古有肺熱還傷肺節齋有食參必死之叮嚀也七曰治療過時上古聖人不治已病治未病如勞神者常養其心勞倦者常補其脾多怒者常滋其肝血多飲者常清其肺熱好色者峻補其腎水仲景曰凡人有病不時

即治隱忍冀延必成痼疾所以終罕得愈者以內熱之症人多易忽自恃飲食如常起居如舊仍縱恣酒色迨至病已成而後藥之譬之渴而穿井鬬而鑄兵不亦晚乎以下三大治法然而治之最難有三大要法不可不講也一曰補腎水經云腎者主水受五臟六腑之精而藏之精藏於此氣化於此精即陰中之水也氣即陰中之火也故命門之水火爲十二臟之化源火不畏其衰水則畏其少所以保陰六味左歸之屬皆甘寒滋水添精之品補陰以配陽正王太僕所謂壯

水之主以制陽光丹溪所謂滋其陰則火自降譬之燈殘火熖添油則熖光自小也然須制大其劑長久服之以陰無速補之法也至若因於酒者清金潤燥爲主而保陰之屬仍不可廢盍補北方正所以瀉南方而救肺也因於思慮者清心養血爲主而佐保陰之屬所謂水壯而火熄勿亟亟於清心是也因於勞倦者培補脾陰爲主而佐保陰之劑經曰有所遠行勞倦逢火熱而渴渴則陽氣內伐熱舍於腎故知勞倦傷脾內熱者必及腎也若忿怒傷肝動血保陰六

味大爲正治葢水旺則龍火不炎雷火亦不發乃腎肝同治之法也二曰培脾土脾胃爲後天根本經曰安穀則昌葢精生於穀飲食多自能生血化精雖有邪熱藥得以制之久則火自降而陰自復也若脾胃一弱則飲食少而血不生陰不能以配陽而五藏齊損故越人歸重脾胃而言一損損於肺皮聚而毛落二損損於心血脈不能營養藏府三損損於脾飲食不爲肌膚四損損於肝筋緩不能自收持五損損於腎骨痿不能起於床從上而下者過於胃則不治至

骨痿不能起于床者死從下而上者過於脾則不治至皮聚而毛落者死所以仲景治虛勞惟用甘藥建立中氣以生血化精一遵精不足者補之以味之旨也味非獨藥也補以味而節其勞則積貯漸富大命不傾經云陰陽形氣俱不足者補以甘藥故中氣不足者非甘不可況土強則金旺金旺則水充又男子以脾胃爲生身之本女子以心脾爲立命之根故治此者當以調養脾胃爲主三曰愼調攝虛勞之因因於酒色者固多其因於憂愁思慮抑鬱多怒者亦不

火所以童子室女不生歡笑及鰥寡僧尼易犯此病經謂非鍼藥之可治必須消遣情懷隨遇皆安然後療治庶能愈病乃今之患此症者徒仗諸草木奉爲復元之品外則疲勞形體內則沉湎七情不知必有妄動氣隨心散氣散不聚精逐氣亡故廣成子曰必靜必淸無勞汝形無搖汝精乃可以長生斯言眞可爲虛勞調攝之良法也予今所論虛勞致病之因次及方書之混列更推眞陰易虛之故以及標本傳乘併誤治之弊而終之以治要非敢矯當世之偏實本

諸先哲發明治要予又目驗之而不爽者故特立說以識之

保陰煎 自製

熟地黃　生地黃　天門冬　麥門冬

玉竹　龜版　茯苓　山藥

牛膝　桂圓肉　人乳

右藥或水煎或用石斛煎湯代水煎　內熱有汗加地骨皮　內熱無汗加牡丹皮　腰痛加杞子杜仲或加猪腰猪脊髓　盜汗加棗仁五味子

忡怔不寐加棗仁　咳嗽加桑白皮枇杷葉百合
有痰加貝母　有血加藕汁童便　食少加薏苡仁
泄瀉去生地天冬加山藥肉白芍大棗蓮肉　肺脈
按之無力者量加人參

按以無汗者量加人參

泄瀉去生地天冬加山藥肉白芍大棗蓮肉　肺脉

有痰加貝母　有血加藕汁童便　食少加薏苡仁

忡怔不寐加棗仁　咳嗽加桑白皮枇杷葉百合

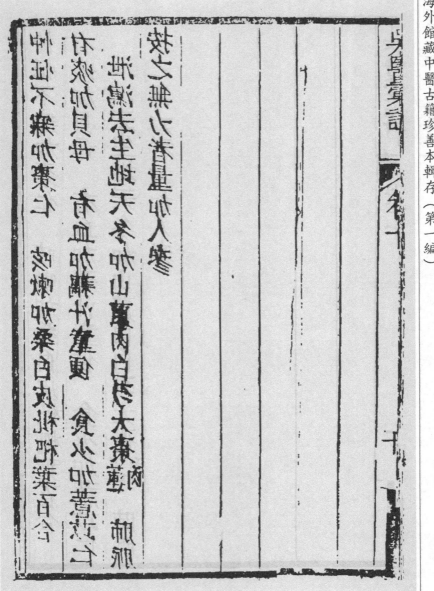

汪正希名元號古香長州縣醫學訓科

讀先祖保陰煎謹記

予先祖學舟公治虛勞有自製保陰煎一方其意旨所存蓋即固本丸集靈膏之制而加減者也二地爲君壯水以制亢越之火二冬爲臣保金以滋生化之源惟固本丸有人參茲去參者恐肺中有熱反致助火也代以龍眼葳蕤一以悅脾而生金滋水一以潤肺而益腎養肝二味代參非獨較參爲穩當抑且貧富可以通行集靈膏有狗杞牛膝茲去杞者恐其性

温助陽用膝者取其引藥下行一洗一存權衡適當至人乳補血液爲潤燥之妙品龜版補心腎實養陰之良藥統而計之即精不足者補之以味之意也然羣聚沉陰靜味得無過於凝滯上阻胃納下妨脾運歟故佐以山藥茯苓一培一滲調和脾胃使無偏勝之虞且備擬加減之法以治病之變化毫無遺漏焉壯水制火補精養陰較之錢仲陽之六味張景岳之左歸不能多讓而或更勝之乃或有議其平者若是求籌勞者養之惟宜王道不尚霸功也先祖嘗平先

葉香巖薛一瓢兩先生而著名製此方以療虚勞者
千百人不僅爲獨創之奇實上探古人之精奥世雖
多高明之士而治虚勞者誰復能舍此而别求良法
哉予也痛先人之已逝幸舊笈之猶傳思濟美於後
先有慚學術讀祖書之良善敢秘遺編用是梓此新
方附於彙講非徒求行世亦以祈活人也

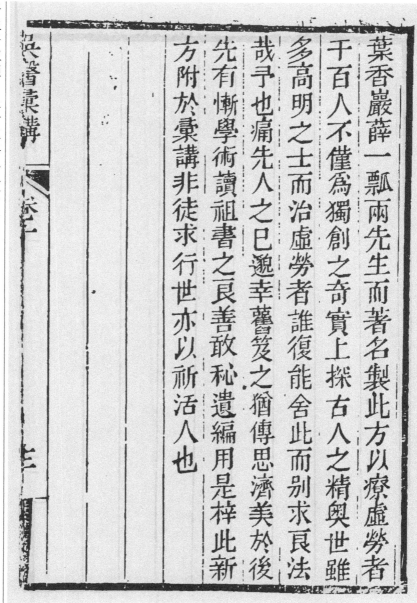

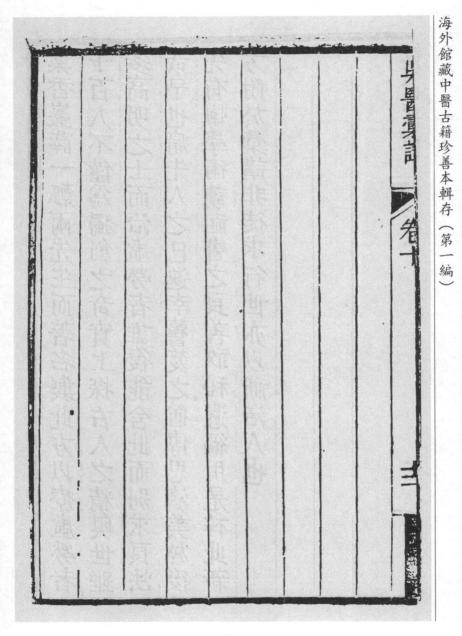

沈香巖名家熊字惟祥愛盃曾孫寶夫出
嗣子國學生世居葑溪烏鵲橋東

六味地黄丸方解

此爲補陰之主方補五藏之陰以納于腎也藏陰虧損以熟地大滋腎陰壯水之主以爲君用山萸肉之色赤入心味酸入肝者從左以納于腎山藥之色白入肺味甘入脾者從右以納于腎又用三味通府者恐府氣不宣則氣鬱生熱以致消爍藏陰故以澤瀉清膀胱而後腎精不爲相火所摇又以丹皮清血分中熱則主血之心藏血之肝俱不爲火所爍矣又以

茯苓清氣分之熱則飲食之精由脾輸肺以下降者亦不爲火所爍矣夫然後四藏之眞陰無所耗損得以攝納精液歸入腎藏腎受諸藏之精液而藏之矣從來囫圇看過未識此方之元妙至於此極今將萸肉山藥二味分看一入心肝一入肺脾既極分明而氣味又融洽將熟地萸肉山藥三味總看既能五藏兼入不致偏倚又能將諸藏之氣盡行納入腎藏以爲統攝藏陰之主而不致兩岐至澤瀉茯苓丹皮與三補對看其配合之妙亦與三補同法製方妙義周

備若此非臻於神化者其孰能之惟其兼補五藏故
久服無虞偏勝而爲萬世不易之祖方也

八味地黄丸方解

此方用附子肉桂補兩腎之陽非補兩腎中之命門
也附子補氣中之陽由肺以入於腎故陽虚肺氣喘
急者服之即止乃右腎之陽藥也肉桂補血中之陽
由肝以入於腎故陽虚肝火上浮者服之則納乃左
腎之陽藥也夫從左從右非兩腎之中可知命門居
中是以一而神非以兩而化附子肉桂一氣一血兩

相對待故非命門藥也如以附爲補命門則以命門屬氣桂不得爲補命門矣以桂爲補命門則以命門屬血附不得爲補命門矣總之命門爲先天之氣本于始生爲生氣生血之根本非草根樹皮所能補者藥餌入口從胃氣敷布然後輸入腎藏即係後天飲食之氣所化但能補益藏腑不能補益先天故前入加入地黃丸者不特附桂一氣一血即車前牛膝亦是一氣一血知母黃柏亦是一氣一血一氣一血者俱入兩腎而非命門也以命門爲陽者此命門與兩

腎分陰陽則命門爲陽兩腎爲陰命門爲始生之根本即是萬物資始之乾元故爲元陽象坎中之一畫也非以火爲陽也如以兩腎分折而論則左血爲陰右氣爲陽亦非以水火分也如專以一腎而論則左腎不獨有精氣亦有之右腎不獨有氣精亦有之精即爲陰氣即爲陽此兩腎各有陰陽故八味地黄丸各補其陰陽也

各隨其經而取之

唐立三 四續

司天運氣徵驗

余曾撰司天運氣贅言已鐫入是編第七卷矣愚意以每歲每候必有歲運與司天在泉及分五運之主客六氣之主客六者雜聚變化靡窮吾儕在醫喻譬譬如一方中純寒純熱其劑自峻若苦辛相制寒熱雜陳即有所偏蓋亦微矣故天元紀六微旨二篇論至天符歲會則有中其病者速而危徐而持暴而死之别天符歲會如此可知五運六氣亦須參合以類

推矣內經未言及此者提其綱而難於盡數其目也抑更有釋天符太乙者謂當以得病之一日爲言如戊子日亦稱天符戊午日亦稱太乙之說茲嘉慶元年丙辰乃統一歲者太羽水運上半歲又值太陽寒水司天已爲天符矣而初之主運值太角初之客運值太羽初之主氣又值厥陰風木則是六者之中三寒二風惟初之客氣值少陽相火一火孤立幾爲羣水所掩初之運氣天候應寒也正月初九日丙辰又天符之日水寒會聚余於去冬會與隣金子東屏胡

子誠齋謝子山喬暨同道唐子迎川周子思哲朱子潤滄以及門人王文海輩談及是日防受寒邪不意至期果於雞鳴時烈風震屋積雪盈庭及午雪益密紅爐不暖繒纊無溫抵夜風更壯即重裀氊幕不啻大荒冰窖矣迨詰朝風少息然寒威凜冽吹氣成凍不獨貯水缸罎揷花瓶缶一旦都爲冰泐甚至烟筒酒甕無不凝冰耄耋之老皆云有生以來未遇如此嚴寒諸隣友謂余曰推之何精也余亦未料如此其驗也因而追溯乾隆三十八年癸巳夏炎暑酷烈中

暍而死者難以僕數試亦以運氣推之乃少徵火運而值巳歲所謂歲會也大暑後少陽相火在泉所謂同歲會也維時乃三之運四之氣客氣又值少陽相火則是七者之中火居其四至於主運少宮客運少商主氣太陰濕土五行中全未見水有陽無陰可謂亢害之至矣於是益知運氣之說不可執一而論當以六者之中角徵宮商羽與風火濕燥寒互相參究自無不驗縱不必偏甚若此始能獲應亦須以此六者主客太少何勝何遜何遠何近窮究其微必肓曲

驗卽此癸巳丙辰二歲可徵也再試以本年他運他氣推之除五行錯雜不甚偏乖者無庸瑣述小滿後交三之客氣乃太陽寒水與歲運司天相合且主客運氣之中客氣最爲切近是時應有寒徵又小雪後交終之氣主運太羽主氣太陽寒水與歲運之太羽三水會聚惟是主運主氣不過時令之常非比客運客氣加臨變化顯有異徵耳十一月十五日丙辰益以天符之日寒應倍之玆乃時當夏仲衣必纊綿三之氣亦已驗焉前撰贅言可詡未謬試再觀終之氣

何如五月望日識

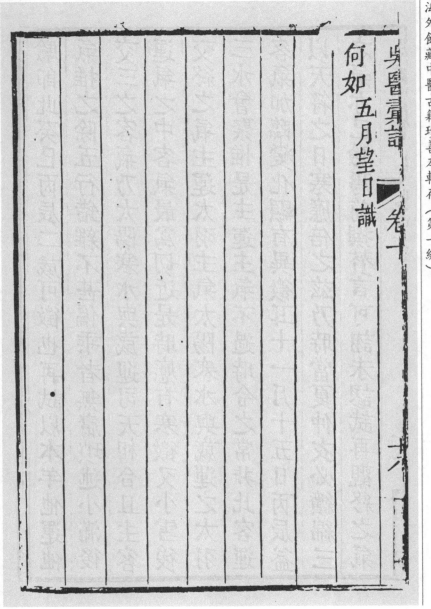

吴醫彙講卷十一目錄

周省吾

吴醫彙講卷十一

長洲唐大烈立三氏纂輯
門人周兆麟世章氏校訂

周省吾名自閑，任常熟縣宴清橋，輯《醫論會通》《運氣則》二書，未刊，節錄數篇附梓，是集。

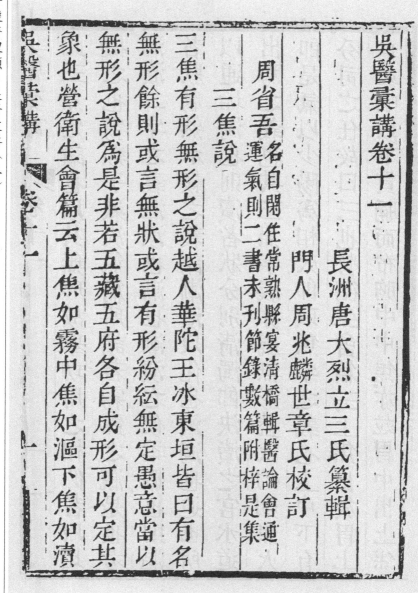

三焦說

三焦有形無形之說，越人、華陀、王冰、東垣皆曰有名無形，餘則或言無狀，或言有形，紛紜無定。愚意當以無形之說爲是，非若五藏五府各自成形，可以定其象也。營衛生會篇云：上焦如霧，中焦如漚，下焦如瀆此三焦定論也以其無形故舉功用之相似者以比擬之也霧類乎氣決氣篇所謂若霧露之溉是也考漚瀆二字之義漚漬也漸也漸漬之使柔爛也則漚者狀腐熟水穀之義謂漸漬以化也瀆濁也通也所以通垢濁也則瀆者狀分别清濁卽決瀆之官水道出焉之義也其三焦字義亦屬無形葢火灼則焦火卽是氣以少陽爲相火卽取焦字之義也上中下有分司之任故曰三也營衛生會篇云上焦出於胃上口竝咽以下貫膈而布胸中中焦亦竝胃中出上焦

之後泌糟粕蒸津液化精微爲血以奉生身故獨得行於經隧命曰營氣下焦者别廻腸注於膀胱而滲入焉水穀者居於胃中成糟粕下大腸而成下焦又云營出於中焦衛出於下焦五味篇云穀始入於胃其精微者先出於胃之兩焦以溉五藏别出兩行營衛之道細玩經文曰出於胃上口出上焦之後曰成下焦曰胃之兩焦皆見無形體之意焉而細繹經旨即營衛之氣所從出其職司功用莫非氣之所爲故中藏經曰總領五藏六府營衛經絡左右上下之氣

也至本藏篇有厚薄緩急直結之說者孫東宿謂五藏五府五行正配合者也獨三焦無合故附膀胱而言非謂三焦有物如是也若論勇篇理縱理横之說不過言其人之軀殼上下通體如此故以三字貫之而借焦字助語成辭與五味篇所云胃之兩焦句法相倣耳再以背俞篇五焦七焦之文觀之則三焦縱横之句亦可不必拘泥矣使必以無形之說爲悮豈越人華陀其才智反在後人下耶

命門說

命門者人身之眞陽腎中之元陽是巳非另是一物也後世立論有謂在兩腎中間者有悞引七脊之旁中有小心爲命門者至謂其形如胡桃尤爲荒誕夫越人倡右腎命門之說而後人非之抑思不有越人又何從有命門之說乎其意以陽氣爲重人身左血右氣故歸之右也人之每藏每府各具陰陽腎爲一身之根柢元陽爲人身所尤重故特揭之也自古命門治法亦惟温補腎陽而巳别無他法也故虞天民兩腎總號命門之說最爲近理景岳亦有分而言之

則左水右火合而言之爲水火之府陰陽之宅及命門總主乎兩腎兩腎皆屬於命門之論至以子腸當之又於理未安也孫東宿以生氣立論其意頗合竟指爲先天之太極亦非也近時靈胎徐氏謂腎之有兩則皆名爲腎不得名爲命門葢腎爲牝藏其數偶命門之義惟衝脈之根柢其位適當兩腎之中眞可稱爲命之門不得以右腎當之也夫以牝藏釋兩腎其說最的以衝脈當命門倡論似甚新奇細按亦非確當不過執兩腎中間之語而另開一說耳竊以爲

兩腎爲立命之門命門穴在中間似因腎而得名越人以腎爲命門又因穴而名之也總之三十六難曰命門者精神所舍原氣所繫男子以藏精女子以繫胞此真上補素靈之未及惟非皆腎知腎有一二語不免詞病以致後人辨論紛紛也

陰陽常變論

陰陽者一氣所分宜平宜合忌偏忌離或爲對待或爲流行有會處有分處本相生亦相尅天地萬物無一可以去之其理之精微實非易言者也考之醫籍

或謂陰易虧而陽易亢務以益陰爲先或謂陰主殺而陽主生必以扶陽爲重若此之類各有至理而均非定論何也以未分常與變耳試以四時晝夜核之春夏爲陽秋冬爲陰兩分焉而毫弗參差夜則爲陰晝則爲陽總計焉而纖無多寡此陰陽之常也以天地之變論之時或亢旱卽陽盛陰虛之象必有待於甘霖時或久陰卽陽衰陰盛之徵是有賴於皎日此各執其說者亦有至理也以人之病論之水虧火旺非清涼無以救其燎原旣不可專以陽爲重氣脫神

霾非溫熱無以消其陰翳亦不可獨以陰爲先非偏執之見均非定論乎考之先儒語其大綱一動一靜互爲其根是爲流行分陰分陽兩儀立焉則爲定位言其體用天以陽生萬物以陰成萬物惟兩故化合而後能遂也以陽爲用則尊陰以陰爲用則尊陽隨時變易迭相爲用也陽不能獨立必得陰而後立故陽以陰爲基陰不能自見必待陽而後見故陰以陽爲唱陰陽相生也體性相須也是以陽去則陰竭陰盡則陽滅顧陰之爲道利於從陽不利於抗陽陽之

爲性宜於潛藏不宜於發洩若夫陽主進而陰主退陽主息而陰主消進而息者其氣強退而消者其氣弱陽剛溫厚居東南主春夏而以作長爲事陰柔嚴凝居西北主秋冬而以斂藏爲事作長爲生斂藏爲殺似乎以陽爲重及觀天不地不生夫不婦不成又謂无不生於元而生於貞葢天地之化不翕聚則不能發散故不貞則無以爲元而非生生不窮之道也又不必以陰爲輕則先儒之說未嘗偏輕偏重也故陰陽得其正則平若權衡陰陽失其和則反如冰炭

自其變者而觀之陽主乎熱陰主乎寒不可混而爲一自其不變者而觀之陰氣流行卽爲陽陽氣凝聚卽爲陰豈可分而爲二且陰陽互藏其宅故傷其陽卽及其陰傷其陰亦卽及其陽陰陽消長無窮故陽之退便是陰之生陰之退便是陽之生內經亦曰陰陽之道如環無端是也如曰陽能生陰陰則不能生陽豈理也耶且果穀草木有生於春者載於秋者亦有生於秋而成於春者惟獨陽則不生獨陰則不長耳要之論其常則毫釐不可輕重如其變則剛柔大

有懸殊所以寒極則凍而死暑極則熱而斃過則主乎殺也晴明物亦榮雨露物亦茂和則主乎生也惟今人之體偏勝者多在乎臨證者於向來偏執之說毋詆其短善用其長可也陰陽之理非一言可以盡之也

中道說

中之爲道無所不涵無所不徹推之醫理尤不可忽蓋萬病由於乖戾用藥惟以調和益其不足損其有餘溫涼攻補必歸於中而後可夫中者不偏不倚無

過不及之謂也故中無定體隨時而在一病有一中不可偏向一病而今日如此爲中明日如彼爲中慎勿固執且同一病而此則如此爲中者彼則如此而又非中無窮活變故中者如權之稱物如鏡之取火少越焉太過矣少退焉不及矣總在當機之順應也醫之中道非不寒不熱不補不瀉之謂中病即是中中病而毫無偏倚毫無過不及即是至中是以補如參地瀉如硝黄熱如姜附寒如膏連散如麻桂毒如蝱蛭合宜而用何一非大中之理乎是在平時窮理

精而辨症明則臨病自生變化能統萬理於一原自能通一心於萬事也嘗怪前賢往哲代不乏人其聰明才辯之資縱橫反覆蹈奇入險固皆醫林之傑也然而適中者寡矣書曰允執厥中子曰中庸不可能也醫雖小道何獨不然

三百九十七法考

仲景傷寒書爲叔和編次已失其眞即林億校本亦已難得今世所傳惟成無已註釋之本而已至三百九十七法莫不津津樂道而究鮮確指汪苓友亦云

前人所未明言其引張孝培傷寒類疏桂枝湯服羑至以助藥力爲一法溫覆至如水流漓又一法稱與諸家不同顧吾不知其何本而有此考前明有吾虞趙開美翻刻宋板傷寒論全文其三百九十七法於每篇之首註共幾法先則節錄原文開明第一第二次於原文之下復列一二三之數總計全書治法瞭如也但不知出自叔和出自林億今之傳本亡之者殆爲無己所刪乎後人未見宋刻茫然不曉如王安道亦未之見也 國朝王晉三雖於每方之下註以

各法亦不過繼張孝培汪苓友之志而愛禮存羊究有未能悉洽者故愚以為註書不應改移止宜就文辨論如朱子之賢闕文錯簡皆仍其舊無已何人而乃擅削以致迄今盈庭聚訟也

僕　先祖笠山公精于醫理博及羣書臨症之暇靜坐小齋手不釋卷雖至老不倦于暮年採取諸同學高論輯成吳醫彙講行世舊存見聞篇什及諸公送來佳作　先祖必反覆細閱再商

之二三老友考訂盡善方始付梓是以採取者果多存止者亦復不少綴集行海內同人之公論繫焉不苟採選可見　僕　先祖愼且重也選至十一卷周吾省先生佳章之後忽抱沉痾于辛酉歲辭世迄今十四載矣痛音容之已杳幸彙講之流傳慶耆僅守遺板即以十一卷第八頁吾省先生佳作爲止慶耆年幼無知不能克承家學醫林典籍未經探討雖承佳章　賜教不敢續入集內所以遵　先祖愼採之遺意也

爰書數語附于簡末

嘉慶十九年歲次甲戌春正月孫男慶耆百拜謹識

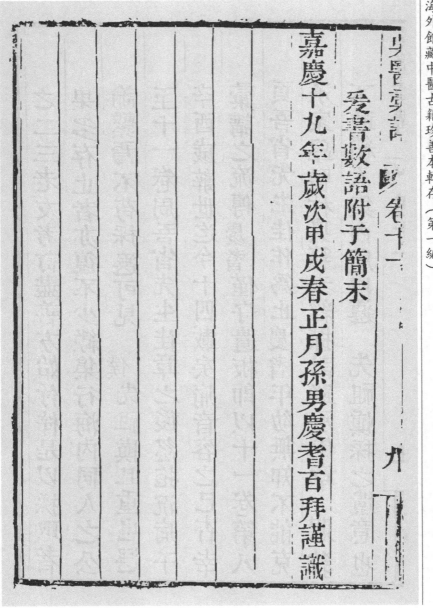

醫經醫理類

醫籍考（一）

卷一—八

〔日〕丹波元胤　編寫

醫籍考目録

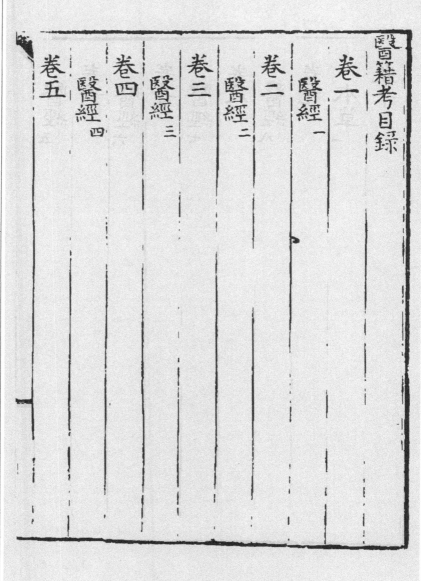

本草二

卷十一

本草三

卷十二

本草四

卷十三

本草五

卷十四

本草六

卷十五

食治
卷十六
藏象
卷十七
診法一
卷十八
診法二
卷十九
診法三
卷二十

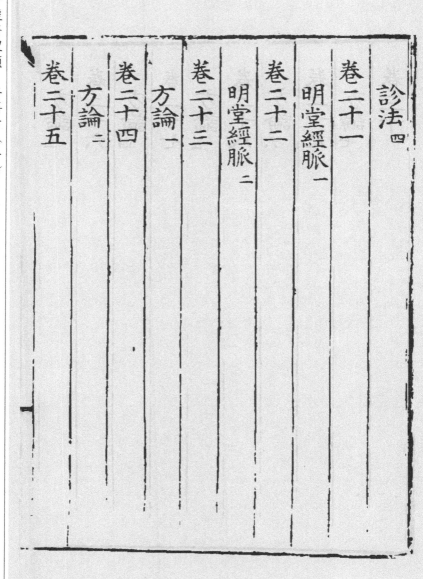

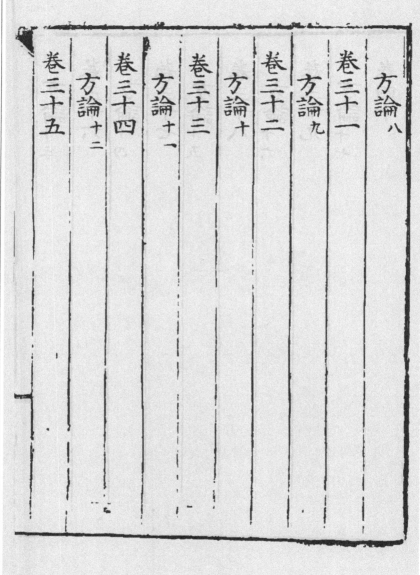

方論十三
卷三十六
方論十四
卷三十七
方論十五
卷三十八
方論十六
卷三十九
方論十七
卷四十

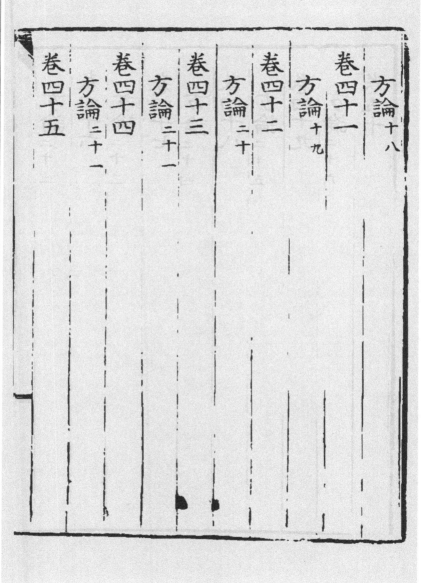

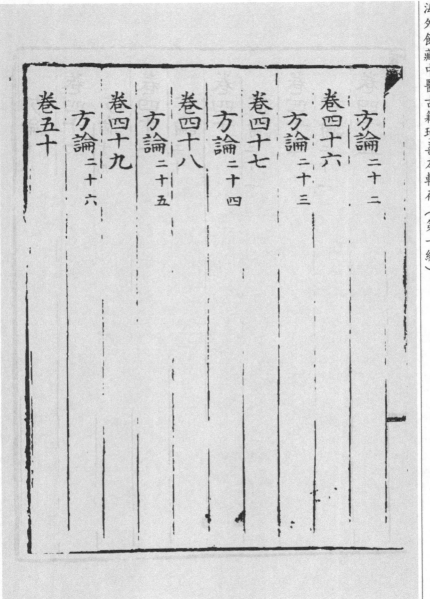

方論二十七
卷五十一
方論二十八
卷五十二
方論二十九
卷五十三
方論三十
卷五十四
方論三十一
卷五十五

方論三十七
卷六十一
方論三十八
卷六十二
方論三十九
卷六十三
方論四十
卷六十四
方論四十一
卷六十五

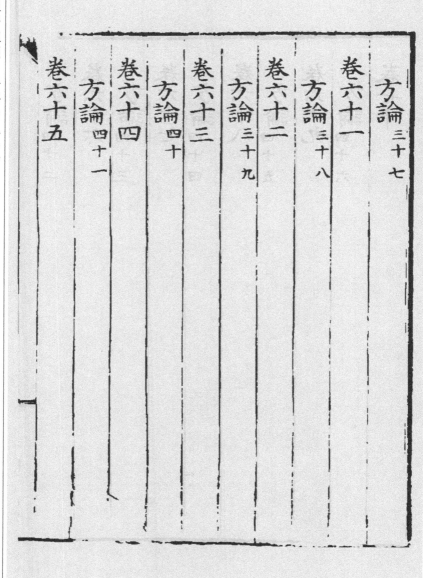

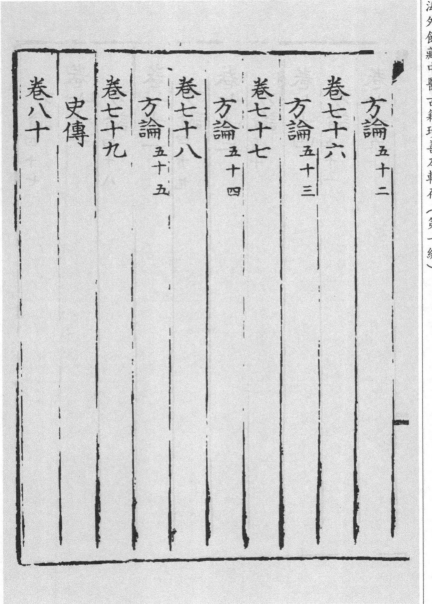

運氣

此爲先兄繕定之本固無須賡續然其下世後方籍異帙是書之所未收載或出於故家舊藏或來於吳舶新齋者間亦有之每得一部乃亟録補于各類以爲涓埃之助且是書往往載有元堅鄙説荒謬麁陋深重慙愧然苟爲先兄所採不敢忍芟除故一仍其舊但近日别有攷證者謹不妄贅覽者鑒諸辛卯嘉平月初五日元堅識

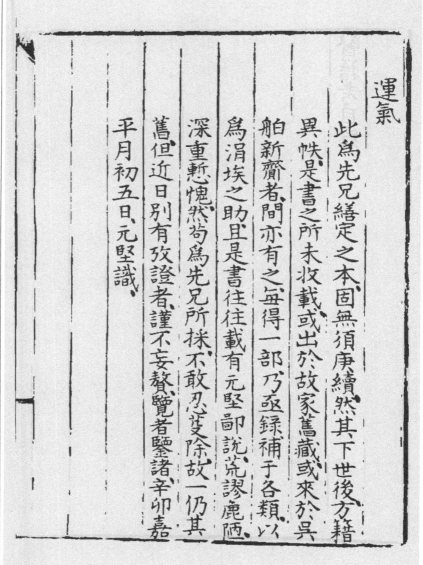

醫籍考目錄

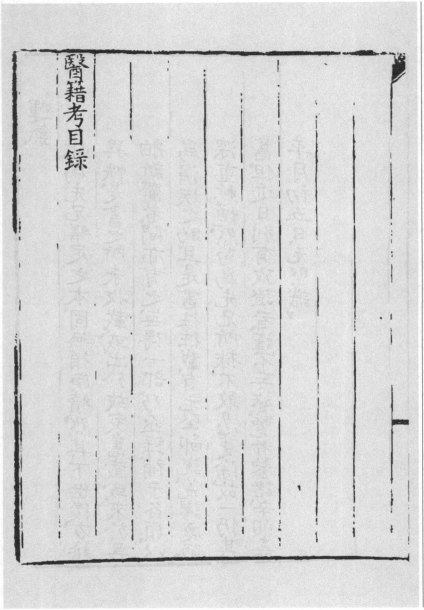

醫籍考卷一

東都　丹波元胤紹翁　編

醫經一

黄帝内經

漢志十八卷

佚

外經

漢志三十七卷

佚

黄帝素問

隋志九卷

存

皇甫謐曰按七畧蓺文志黄帝内經十八卷今有鍼經九卷素問九卷二九十八卷即内經也亦有所亡失其論遐遠然稱述多而切事少有不編次比按倉公傳其學皆出于素問

甲乙經序

褚澄曰素問之書成於黄岐運氣之宗起於素問將古聖喆妄邪曰尼父刪經三墳猶廢扁鵲盧出盧醫遂多尚有黄岐之醫籍乎後書之託名於聖喆也曰然則諸書不足信邪由漢而上有說無方由漢而下有方無說說不乖理方不違義

雖出後學亦是良師褚氏遺書

邵雍曰素問陰符七國時書也皇極經世

程顥曰觀素問文字氣象只是戰國時人作謂之三墳書則非也道理總是想當時亦須有來歷二程全書

司馬光曰謂素問爲眞黄帝之書則恐未可黄帝亦治天下豈可終日坐明堂但與岐伯論醫藥鍼灸耶此周漢之間醫者依託以取重耳傳道集與范景仁第四書

林億等曰按王氏不解所以名素問之義及素問之名起於何代按隋書經藉志始有素問之名甲乙經序晉皇甫謐之文已云素問論病精辨王叔和西晉人撰脈經云出素問鍼

經漢張仲景撰傷寒卒病論集云撰用素問是則素問之名
著於隋志上見於漢代也自仲景以前無文可見莫得而知
全元起有說曰素者本也問者黄帝問岐伯也方陳性情之
源五行之本故曰素問元起雖有此解義未甚明桉乾鑿度
云夫有形者生於無形故有太易有太初有太始有太素太
易者未見氣也太初者氣之始也太始者形之始也太素者
質之始也氣形質具而痾瘵由是萌生故黄帝問此太素質
之始也素問之名義或由此素問新校正補註
又云或云素問鍼經明堂三部之書非黄帝書似出於戰國
曰人生天地之間八尺之軀藏之堅脆府之太小穀之多少

脈之長短血之清濁十二經之血氣大數皮膚包絡其外可剖而視之乎非大聖上智孰能知之戰國之人何與焉甲乙經序

竇苹曰內經十八卷言天地生育人之壽夭繫焉信三墳之書也然考其文章知卒成是書者六國秦漢之際也酒譜

朱子曰黃帝紀云其師岐伯明於方世之言醫者宗焉然黃帝之書戰國之間猶存其言與老子出入予謂此言尤害於理竊意黃帝聰明神聖得之於天其於天下之理無所不知天下之事無所不能上而天地陰陽造化發育之原下而保神練氣愈疾引年之術以至其間庶物萬事之理巨細精粗

莫不洞然於胸次是以其言有及之者而世之言此者因自託焉以信其説於後世至於戰國之時方術之士遂筆之書以相傳授如列子之所引與夫素問握奇之屬葢必有粗得其遺言之彷彿者如許行所道神農之言耳周官外史所掌三皇五帝之書恐不但若是而已也文集

王炎曰夫素問乃先秦古書雖未必皆黄帝岐伯之言然秦火以前春秋戰國之際有如和緩秦越人輩雖甚精於醫其察天地陰陽五行之用未能若是精密也則其言雖不盡出於黄帝岐伯其旨亦必有所從受矣運氣説出于新安文獻志

沈作喆曰内經素問黄帝之遺書也學者不習其讀以為醫

之一藝耳殊不知天地人理皆至言妙道存焉文字譌脱錯亂失其本經寓簡

高承曰皇甫謐帝王世紀云黄帝命雷公岐伯教制九鍼著内外經素問之書咸出焉事物紀原

陳振孫曰素問黄帝與岐伯問荅三墳之書無傳尚矣此固出於後世依託要是醫書之祖書録解題

劉駰曰内經十八卷素問外九卷不經見且勿論姑以素問言之則程邵兩夫子皆以為戰國書矣然自甲乙以來則又非戰國之舊矣自朱墨以來則又非甲乙之舊矣文集

朱震亨曰素問載道之書也詞簡而義深去古漸遠衍文錯

簡仍或有之故非吾儒不能讀學者以易心求之宜其茫若望洋淡如嚼蠟遂直以為古書不宜於今厭而棄之格致餘論

呂復曰內經素問世稱黄帝岐伯問荅之書乃觀其旨意殆非一時之言其所撰述亦非一人之手劉向指為韓諸公子所著程子謂出於戰國之末而其大畧正如禮記之萃於漢儒而與孔子子思之言並傳也蓋靈蘭秘典五常政大六元正紀等篇無非闡明陰陽五行生制之理配象合德實切於人身其諸色脉病名鍼則治要皆推是理以廣之而皇甫謐之甲乙楊上善之太素亦皆本之於此而微有異同醫家之大綱要法無越是書矣然西漢藝文志有內經十八卷及扁

鵲白氏之内經凡三家而素問之目乃不列至隋經籍志始有素問之名而不指爲内經唐王冰乃以九靈九卷牽合漢志之數而爲之註釋復以隂陽大論託其爲師張公所藏以補其逸而其用亦勤矣九靈山房集滄洲翁傳

宋濂曰黄帝内經雖疑先秦之士依倣而託之其言深其旨邃以弘其考辨信而有徵是當爲醫家之宗文集

劉純曰問云讀素問有不曉者柰何曰乃上古之書中間多有缺文舛訛且通其可通缺其所可疑又王冰釋於强解及失經意者亦有之須自要着力熟讀玩味醫經小學

方孝孺曰世之僞書衆矣如内經稱黄帝汲冢書稱周皆出

於戰國秦漢之人故其書雖僞而其文近古有可取者遜志齋集

王禕曰內經謂爲黃帝之書雖先秦之士依倣而託之其言質奥而義弘深實醫家之宗旨殆猶吾儒之六經乎叢說

陳繹曰素問善議論理明故枝節詳盡而論辨精審先秦書皆然文章歐冶

黃省曾曰農黃以來其法已久考其嗣流則周之矯之俞之盧秦之和之緩之竘宋之文摯鄭之扁鵲漢之樓護陽慶倉公皆以黃帝之書相爲祖述其倉公診切之驗獨詳於太史而候名脉理往往契符於素問以是知素問之書其文不必盡古而其法則出於古也五嶽山人集內經註辨序

趙曰傳記言內經乃黄帝書難經乃越人書吾觀內經非黄帝書直越人書難經非越人書直倉令書耳以爲倉令之書故必寄之於越人以爲越人之書故必寄之於黄帝假令內經非黄帝難經非越人豈不足以牖世而煽俗彼謂內經不寄諸黄帝則其爲越人者無以安難經不寄諸越人則其爲倉令者無以安將無或乎泯其道以安其身將無或乎泯其身以存其道將無幾乎泯其名以存其道安其身〻苟免於非辟道有濟於開成雖没世而名弗稱君子弗疾也趙浚谷文集

顧從德曰今世所傳內經素問即黄帝之脉書廣衍于秦越

人陽慶淳于意諸長老其文遂似漢人語而旨意所從來遠矣
重雕素問序

周木曰素問之書雖不實出于黄岐之世要亦去先王未遠時人祖述黄岐遺意而作者也詞古義精理徵事著保天和於未病續人命於既危彝倫益敦王化滋盛實醫家之宗祖猶吾儒之有五經也故曰醫人不讀素問猶士人不治本經其以是歟
素問糾畧序

劉悅曰素問乃先秦戰國之書非黄岐手筆其稱上古中古亦一左證玩其詞意汪洋浩汗無所不包其於五藏收受之法呂不韋著月令似之其論五氣欝散之異董仲舒郭景純

叙五行災異祖之其論五藏夢虛所見之類楞嚴經說地獄傚之論運氣則可爲曆家之準則論調攝則可為養生者之龜鑑擴而充之可以調和三光爕理陰陽而相君之能事畢矣又豈特醫而已耶素問鈔序

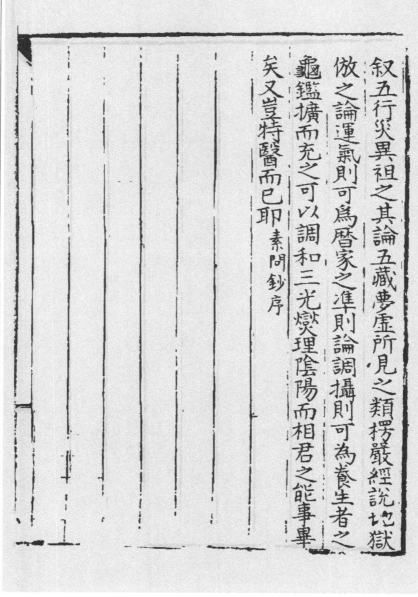

醫籍攷卷三

東都　丹波元胤紹翁　編

醫經三

全氏元起註黃帝素問

隋志八卷、新唐志作九卷、訛　本朝現在書目作十六卷

佚

南史王僧孺傳曰、侍郎金元起欲注素問、訪以砭石、僧孺荅曰、古人當以石爲鍼、必不用鐵、說文有此砭字、許慎云、以石刺病也、東山經、高氏之山、多鍼石、郭璞云、可以爲砭鍼、春秋美疢不如惡石、服子慎云、石、砭石也、季世無復佳石、故以鐵

代之函。

林億等曰隋楊上善為太素時則有全元起者始為之訓解、

闕第七一通、

按隋志作全元越南史作全元起並訛今攷考史王僧孺死在天監二年則元起當為齊梁間人林億等謂與楊上善同時誤矣古今醫統曰全元起以醫鳴晉妄甚

先子曰全元起注本猶存于宋代今據新校正所載攷其卷目次第可以窺厓略矣卷一、平人氣象論決死生篇藏氣法時論宣明五氣篇經合論調經論四時刺逆從論、連六卷從春氣在經脈ゝ在第一卷中凡七篇卷二、移精變氣論王版論要篇、診要經終論、八正神明論、眞邪論、標本病傳論、皮部論、篇末、有經絡論、骨空論、自灸寒熱之法已下、在六卷刺齊篇末、氣穴論、氣府論、繆刺論、凡十一篇、卷三、陰陽離合論、十二藏相使篇、六節藏象論、陽明脈解篇、長刺節論、五藏卒痛、凡六篇、卷四、生氣通天論、金匱眞言論、陰陽別論、經脈別論、通評虛實論、太陰陽明論、逆調論、痿論、凡八篇、卷五、五藏別論、湯液醪醴論、熱論、刺熱論、評熱病論、瘧論、腹中論、厥論、病能論、奇病論、凡十篇、卷六、脈要精微論、玉機眞藏論、寶命全形論、刺瘧論、刺腰痛論、刺齊論、王本刺要論出于此篇、刺禁論、刺志篇、鍼解篇、四時刺逆從論、春气在經脈至

（篇末在第一卷）凡六篇，卷七闕，卷八痺論，水熱穴論，從容別白黑（今亦從容論），論過失（王本疏五過論），方論得失明著（徵四失論），陰陽類論，方論解（王本方盛衰論），方九八篇，卷九上古天真論，四氣調神大論，陰陽應象大論，五藏生成篇，異法方宜論，欬論，風論，大奇論，脈解篇，九九篇，以上八卷，合六十八篇也。

楊氏（玄操）素問釋音（舊註音，一作言）

宋志一卷

佚

王氏冰註黃帝素問（今本題云次註）

新唐志二十四卷

存

自序曰夫釋縛脫艱全真導氣拯黎元於仁壽濟羸劣以獲安者非三聖道則不能致之矣孔安國序尚書曰伏羲神農黃帝之書謂之三墳言大道也班固漢書藝文志曰黃帝內經十八卷素問即其經之九卷也兼靈樞九卷廼其數焉雖復年移代革而授學猶存懼非其人而時有所隱故第七一卷師氏藏之今之奉行惟八卷爾然而其文簡其意博其理奧其趣深天地之象分陰陽之候列變化之由表死生之兆彰不謀而遐邇自同勿約而幽明斯契稽其言有徵驗之事不忒誠可謂至道之宗奉生之始矣假若天機迅發妙識玄

通藏諶雖屬学生知標格亦資於訓詁未嘗有行不由逕出不由户者也然刻意研精探微索隱或識契真要則目牛無全故動則有成猶鬼神幽贊而命世奇傑時時間出焉則周有秦公漢有淳于公魏有張公華公皆得斯妙道者也咸日新其用大濟蒸人華葉遞榮聲實相副蓋教之著矣亦天之假也冰弱齡慕道夙好養生幸遇真經式爲龜鑑而世本紕繆篇目重疊前後不倫文義懸隔施行不易披會亦難歲月既淹襲以成弊或一篇重出而別立二名或兩論併合而都爲一目或問荅未已別樹篇題或脫簡不書而云世闕重合經而冠鍼服併方宜而爲欬論隔虛實而爲逆從合經絡而

爲論，要節皮部爲經絡，退至道以先鍼，諸如此流，不可勝數。且將升岱嶽，非逕奚爲，欲詣扶桑，無舟莫適，乃精勤博訪，而幷有其人，歷十二年，方臻理要，詢謀得失，深遂夙心，時於先生郭子齋堂受得先師張公秘本，文字昭晰，義理環周，一以參詳，群疑冰釋，恐散於末學，絕彼師資，因而撰註，用傳不朽，兼舊藏之卷，合八十一篇二十四卷，勒成一部，冀乎究尾明首，尋註會經，開發童蒙，宣揚至理而已。其中簡脫文斷，義不相接者，搜求經論，有所遷移，以補其處，篇目墜缺，指事不明者，量其意趣，加意以昭其義，篇論吞併，義不相涉，闕漏名目者，區分事類，別目以冠篇首，君臣請問，禮義乖失者，考校尊畢增益以光其意，錯簡碎文前後重疊者，詳其旨趣，削去繁雜，以存其要，辭理秘密難粗論述者，別撰玄珠，以陳其道。凡所加字，皆朱書其文，使今古必分，字不雜糅，庶厥昭彰聖旨，敷暢玄言，有如列宿高懸，奎張不亂，深泉淨瀅，鱗介咸分，君臣無夭枉之期，夷夏有延齡之望，俾工徒勿誤，學者惟明，至道流行，徽音累屬，千載之後，方知大聖之慈惠無窮。時大唐寶應元年歲次壬寅序。

林億等曰：按唐人物志云，王冰仕唐爲太僕令，年八十餘以壽終。

又曰：詳素問第七卷亡已久矣。按皇甫士安晉人也，序甲乙經云、亦有亡失、隋書經籍志載梁七錄亦云、止存八卷、全元起隋人、所注本乃無第七、王冰唐寶應中人、上至晉皇甫謐甘露中、已六百餘年、而冰自爲得舊藏之卷、今竊疑之、仍觀天元紀論、五運行論、六微旨論、氣交變論、五常政論、六元正紀論、至眞要論七篇、居今素問四卷、篇卷浩大、不與素問前後篇卷等、又且所載之事、與素問餘篇略不相通、竊疑此七篇乃陰陽大論之文、王氏取以補所亡之卷、猶周官亡冬官、以考功記補之之類也、又按漢張仲景傷寒論序云、撰用素問九卷八十一難經陰陽大論、是素問與陰陽大論兩書甚明、乃王氏并陰陽大論於素問中也、要之陰陽大論亦古醫經終非素問第七矣。

趙希弁曰：黄帝素問，唐王砅註。砅謂漢藝文志有黄帝内經十八卷，素問即其經之九卷，兼靈樞九卷，廼其數焉。先是第七亡逸，砅時始獲，乃詮次註釋，凡八十一篇，分二十四卷。今又亡刺法、本病二篇。砅自號啓玄子。讀書後志

陳振孫曰：唐太僕令王砅注，自號啓玄子。案漢志但有黄帝内外經，至隋志乃有素問之名，又有全元起素問註八卷。嘉祐中光祿卿林億、國子博士高保衡承詔校定補註，亦頗采元起之說附見其中。其爲篇八十有一。王砅者，寶應中人也。書録解題

沈作喆曰：王砯註素問叙氣候，仲春有芍藥榮，季春有牡丹華，仲夏有木槿榮，仲秋有景天華，皆月令曆書所無。又以桃始華爲小桃華，王瓜生爲赤箭生，苦菜秀爲吳葵榮，戊寅元曆皆有之。寓簡

劉完素曰：王冰遷移加減經文，亦有臆説，而不合古聖之書者也。雖言凡所加字皆朱書其文，既傳于世，即文皆爲墨字也。凡所改易之間，或不中其理者，使智哲以理推之，終莫得其真意，豈知未達真理，而不識其僞所致也。原病式序

呂復曰：内經素問，唐王冰乃以九靈九卷牽合漢志之數，而爲之註釋，後以陰陽大論託爲其師張公所藏，以補其亡逸

而其用心亦勤矣、惜乎朱墨混殽、玉石相亂、訓詁失之於迂
疎引援或至於未切、至宋林億高若訥等、正其誤文、而增其
缺義、頗於氷爲有功、
田藝蘅曰、素問王氷註、雷乃發聲之下、有芍藥榮、芍藥香草、
制食之毒者、莫良乎芍藥、故獨得藥之名、所謂勺藥之和具、
而御之、草謂之榮、與此不同、況今藥芍、四月始榮、故知其爲
也、又田鼠化爲駕、駕下有牡丹華、牡丹花也、一名百兩金、一名
鼠姑、廣雅謂之木芍藥、唐人謂之木芍藥、此時雖當華、古人
不重、始紀於晉、而盛稱于唐、亦僞也、留青日札
馬蒔曰、唐寶應年間、啓玄子王氷有註、隨句解釋、逢疑則默、

章節不分，前後混淆，

汪昂曰，素問在唐有王啓玄之註，爲註釋之開山，註內有補經文所未及者，可謂有功先聖，然年世久遠，間有訛缺，風氣未開，後有畧而無註者，

四庫全書提要曰，黃帝素問二十四卷，唐王冰註，漢書藝文志，載黃帝內經十八篇，無素問之名，後漢張機傷寒論引之，始稱素問，晉皇甫謐甲乙經序，稱鍼經九卷，素問九卷，皆爲內經，與漢志十八卷之數合，則素問之名，起於漢晉間矣，故隋書經籍志，始著錄也，然隋志所載秖八卷，全元起所註已闕其第七，冰爲寶應中人，乃得舊藏之本，補足此卷，宋林億

等校正、謂天元紀論以下、卷帙獨多、與素問餘篇絕不相通、
疑即張機傷寒論序所稱陰陽大論之文、冰取以補所亡之
卷、理或然也、其刺法論、本病論則冰本亦闕、不能復補矣、冰
本頗更其篇次、然每篇下、必註全元起本第幾字、猶可考見
其舊第、所註排決隱奧、多所發明、其稱大熱而甚寒之不寒、
是無水也、大寒而甚熱之不熱、是無火也、無火者、不必去水、
宜益火之源、以消陰翳、無水者、不必去火、宜壯水之主、以鎮
陽光、遂開明代薛己諸人、探本命門之一法、其亦深於醫理
者矣、冰名見新唐書宰相世系表、稱爲京兆府參軍、皆稱王
太僕、習讀億書也、其名晁公武讀書志作王砅、杜甫詩有贈

重表姪王砅詩、亦後相合、然唐宋志皆作冰、而世傳宋槧本、亦作冰字、或公武因杜詩而誤歟、

天祿琳瑯書目曰、按晁公武讀書志、陳振孫書錄解題俱稱王冰自號啓玄子、陳氏又稱其寶應中、官太僕令、而爲王冰之名、載于讀書志及文獻通考者、並作砅、惟宋史藝文志、仍作冰字、按集韻韻會諸書、砅並音砰、爲水擊出岩聲、與冰字音義迥別、据此書作冰、則知晁馬二家之誤也、

按先子曰、讀書志寓簡及六書故之類、作王砅、而考杜甫詩、作王砅、砅披冰切、音砰、砅理罽切、厲同、卽涉則厲之厲、砅砅迥別、作次註者、疑非杜之重表姪、然寶應之

時杜猶在與王氷同時况硃砅一點之差則其果然否
亦不可知也今人又讀氷爲凝恐非啓氷所引月令考
晁氏讀書志載唐月令一卷明皇改黜舊文附益時事
號御删月令升爲首卷意是其書耳

素問釋文

新唐志一卷

佚

亡名氏素問音訓并音義

本朝現在書目五卷

佚

素問改錯

本朝現在書目二卷

佚

按右二書，唐宋諸志並係失載，然又非本朝人所撰，藤原佐世編現在書目，在寬平中，時當唐季，則是書殆出于隋唐人之手者歟，仍以著録焉。

林氏億素問補註 今本題云重廣補註

宋志二十四卷

存

表曰：臣聞安不忘危，存不忘亡者，往聖之先務；求民之瘼，恤民之隱者上主之深仁在昔黄帝之御極也以理身緒餘治天下坐於明堂之上臨觀八極考建五常以謂人之生也負陰而抱陽食味而被色外有寒暑之相盪内有喜怒之交侵夭昏札瘥國家代有將欲斂時五福以敷錫厥庶民乃與岐伯上窮天紀下極地理遠取諸物近取諸身更相問難垂法以福萬世於是雷公之倫受業傳之而内經作矣歷代寶之未有失墜蒼周之興秦和述六氣之論具明於左史厥後越人得其一二演而述難經西漢倉公傳其舊學東漢仲景撰其遺論晋皇甫謐次而爲甲乙及隋楊上善纂而爲太素時則有全元起者始爲之訓解闕第七一通迄唐寶應中太僕

王氷篤好之、得先師所藏之卷、大爲次註、是三皇遺文、爛然可覩、惜乎唐令列之醫學、付之執伎之流、而薦紳先生罕言之、去聖已遠、其術晻昧、是以文注紛錯、義理混淆、殊不知三墳之餘、帝王之高致、聖賢之能事、唐堯之授四時、虞舜之齊七政、神禹修六府以興帝功、文王推六子以叙卦氣、伊尹調五味以致君、箕子陳五行以佐世、其致一也、奈何以至精至微之道、傳之以至下淺至之人、其不廢絕、爲幸矣、頃在嘉祐中、仁宗念聖祖之遺事、將墜於地、廼詔通知其學者、俾之是正、臣等承乏典校、伏念旬歲、遂乃搜訪中外、裒集衆本、寖尋其義、正其訛舛、十得其三四、餘不能具、竊謂未足以稱明詔副聖意而又採漢唐書錄古醫經之存於世者得數十家叙而考正焉貫穿錯綜磅礴會通或端本以尋支或泝流而討源定其可知次以舊目正繆誤者六千餘字增註義者二千餘條一言去取必有稽考舛文疑義於是詳明以之治身可以消患於未兆施於有政可以廣生於無窮恭惟皇帝撫大同之運擁無疆之休述先志以奉成興微學而永正則和氣可召災害不生陶一世之民同躋於壽域矣國子博士臣高保衡光祿卿直秘閣臣林億等謹上

天祿琳瑯書目曰重修補註黃帝內經素問一函十冊二十四卷唐王冰註宋林億孫奇高保衡校正孫兆改誤按宋史

藝文志及晁陳諸家著録，皆第稱黄帝内經素問二十四卷，而無重廣補註之名，且書録解題但稱林億、高保衡承詔校定，並無孫奇之名，亦不言有孫兆改誤之事，今本增入孫奇、孫兆二人，則重廣補註之名，當即爲此二人所加矣。

按孫奇之名，實與林高同署，解題偶脱耳，且兆唯改誤，則重廣補註之稱，亦或出于億等，殊未可確也。

孫氏兆素問改誤

佚

王應麟曰：黄帝素問，唐寶應初王冰註之，皇朝林億等校正，孫兆重改誤。玉海

邵伯温曰孫用和二子奇兆皆登進士第爲朝官亦善醫邵氏聞見録

孫氏兆素問註釋考誤

明志十二卷

佚
未見

「按先子曰是書豈玉海所載者歟然明志著録限以其一代之書則疑是趙府居敬堂本開卷題孫兆改誤四字故致誤者歟以其未可決定今附載之」

高氏若訥素問誤文闕義

宋志一卷

佚

宋史曰、高若訥字敏之、本并州榆次人、徙家衛州、進士及第、皇祐五年、爲觀文殿學士、若訥彊學善記、自秦漢以來諸傳記、無不該通、尤喜申韓管子之書、頗明曆學、因母病遂兼通醫書、雖國醫皆屈伏、張仲景傷寒論訣、孫思邈方、及外臺秘要久不傳、悉考校訛謬行之、世始知有是書、名醫多出衛州、皆本高氏學焉、

郝氏允內經箋

佚

邵博曰、郝翁者名允、博陵人、少代其兄、長征河朔、不堪其役、

適去月夜行山間，倦甚，憩一樹下，忽若大羽禽飛上其上，熟視之，一黃衣道士也。允拜手乞憐，道士曰：汝郁允学，因授以醫術。晚遷鄞，圖世以神醫名之。翁讀黃帝內經，患王冰之傳多失義指，間以朱墨箋其下，世尚未見。翁有子名懷質，能盡其學。懷質嘗自診其脈，語人曰：我當暴死。不數年，暴死。懷質死，翁書亦亡，獨太醫趙宗古得六元五運之法於翁，嘗圖以上朝廷，今行於世云。見開後錄

冲真子內經指微

藝文畧十卷

佚

劉氏完素素問藥註

佚

金史本傳曰，劉完素字守真，河間人，嘗遇異人陳先生，以酒飲守真，大醉，及寤洞達醫術，若有授之者，乃撰運氣要旨論、精要宣明論，慮庸醫或出妄說，又著素問玄機病原式，特舉二百八十八字，註二萬餘言，然好用涼劑，以降心火益腎水為主，自號通玄處士云。

熊均曰，劉氏名完素，字守真，金河間人也，因號河間居士，作傷寒直格、素問玄機原病式及醫方精要素問藥註、宣明論等。（醫學源流論）

李氏浩素問鈎玄

佚

滕縣志曰李浩其先曲阜人五世祖官於滕因家焉大父義父玉皆以儒顯而浩喜醫方術慕倉公之爲人也元初常往來東平間爲人治病決死生其驗如神所著有素問鈎玄仲景或問諸藥論甚精竇文正默幼從其子元學焉之元世祖而老不可徵詔有司歲給衣米終其身

李氏季安內經指要

佚

吳澄序曰醫家內經與儒家六經並其三才之奧諸術之源

乎，然其辭古，其旨深，醫流鮮能讀，儒流謂非吾事，亦不暇讀，何望其能探奥而究源也哉。吾兄李季安，自爲舉時，博洽群書，纂事記言，細字大袠，帷案盈篋，余嘗嘆其用心之密，用力之勤。中歲從事於醫，其用心力之悉，又有加焉。所輯諸家方論，靡不該備，抑其末耳。若素問，若靈樞，若難經、傷寒論，所謂醫家六經者，融液貫徹，取素問一經，綱提類列，較然著明，一覽可了，名曰内經指要。余夙嗜此經，每欲與人共論，而莫可。今獲見此，能不抵掌稱快。是篇布濩乎天下，俾觀者有徑可尋，有門可入，人人能讀内經，而得其奥，而得其源，則於儒家窮理盡性之方，醫家濟人利物之務，其不大有所俾歟。李安

應人之求，不擇貴富，雖貧賤不能自存，必拯其危急，皇皇惟恐後，蓋以儒者之道，行醫者之術，此其實行也，非止善著書而已。文集

羅氏天益內經類編

佚

劉䭾序曰：近世醫有易州張氏學，於其書雖所不攷，然自漢而下，則惟以張機王叔和孫思邈錢乙為得其傳，其用藥則本七方十劑，而操縱之，其為法，自非暴卒，必先養胃氣為本，而不治病也，識者以為近古，而東垣李明之則得張氏之學者，而其論著治驗，略見遺山集中，鎮人羅謙甫嘗從之學，一

曰遇予言先師嘗教予曰夫古雖有方而方則有所自出也鈎脚氣也而有南北之異南方多下濕而其疾則經之所謂水清濕而濕從下受者也孫氏知其然故其方施之南人則多愈若夫北地高寒而人亦病是則以所謂飲發於中胕腫於下與穀入多而氣少濕居下者我知其然故我方之施於北猶孫方施之南也子為我分經病證而類之則庶知方之所自出矣予自承命凡三脫藁而先師三毀之研磨訂定三年而後成名曰內經類編敢望吾子序矣內經十八卷素問外九卷不經見且勿論姑以素問言之則程邵兩夫子皆以為戰國書矣然自甲乙以來則又非戰國之舊矣自朱墨以

来則又非甲乙之舊矣而今之所傳、則又非戰國之舊矣苟不於其所謂全書者、觀其文而察其理焉、則未有識其眞是而貫通之者、今先生之為此也、疑特令學者之熟、於此、而後會於彼焉爾、苟為不然、則不若戒學者之從事於古方、而學者苟不能然、則不若從事古方者之為愈也、羅亦以為然、予聞李死今三十年、羅祠而事之如平生、薄俗中而能若是、可序、文集

徐春甫曰、羅天益字謙甫、眞定人、東垣弟子、潛心苦學、眞積力久、居東垣門下十餘年、盡得其妙、著有衛生寶鑑二十四卷、行世、古今醫統

朱氏（震亨）素問糾略

一卷

存

徐春甫曰、朱震亨字彥脩、號丹溪、浙之義烏人、自幼好學、日記千言、業舉子、講道入華山、拜許文懿公、一日、公謂以己疾久之、非精于醫者弗能起、子多頴敏、其游藝于醫而濟人乎、於是丹溪復致力於醫方、既而悟曰、執古方以療今病、其勢難全、必也參之以素難、浩潑權衡、乃能濟世、遂出游求師、渡浙走吳、歷南徐建業、皆無所遇、又還武林、聞太無先生往拜之、數謁弗得接、求見愈篤、先生始接之、以劉張朱三家之書、

爲之敷揚其旨、考覈援叙、而醫益神、名益著、四方求療者、輻
輳于道、按證施方、録爲醫按、可考、又著格致餘論、致其秘云、
古今醫統

滑氏壽讀素問鈔
三卷
存
儀真縣志曰、滑壽世爲許襄城人、當元時、父祖官江南、自許
徙儀真、壽性警敏、學於韓説先生、日記千餘言、操筆爲文詞
有思致、尤長於樂府、京口名醫王居中客儀、壽數往叩居中、
曰醫祖黃帝岐伯、其言佚不傳、世傳者惟素問難經、子其習

之壽𡚁讀終卷，乃請於王，分藏象、經度、脉候、病能、攝生、論治、色脉、鍼刺、陰陽、標本、運氣、彙萃，凡十二類，鈔而讀之，自是壽學日益進，所向莫不奇中。

按澹生堂書目，有滑氏素問註解三卷一冊，想是同書，故今不揭出。

汪氏機續素問抄

三卷

存

自序曰：予讀滑伯仁氏所集素問鈔，喜其刪去繁蕪，撮其樞要，且所編次，各以類從，秩然有序，非干岐黄之學者不能也。

但王氏所註，多畧不取于經文最難曉處，僅附其一二焉。然自滑氏觀之，固無待于註。後之學者，未必皆滑氏，苟無註釋，曷從而入首耶？茲復取王氏註參補其間，而以續字弁之于首簡，間有竊附己意者，則以愚謂二字別之。滑氏元本所輯者，不復識別，滑氏自註者如舊，別以今按二字，如此庶使原今所輯之註，各有分辨，或是或非，俾學者知所擇焉。雖然，予之所輯，未必一一盡契經旨，而無所悞，或者因予之悞，推而至于無悞，未可知也。諺云拋磚引玉，亦或有補于萬一云。正德己卯三月朔旦，

祁門縣志曰：汪機幼嘗為邑諸生，母病嘔，遂究心醫學，凡岐

黄扁倉諸遺旨，靡不探其肯綮，殊證奇疾，發無不中，名高難致病者聽有聲欬，頓喜遂痊，所全活甚衆，著有石山醫案、醫學原理、本草會編、素問鈔、脈訣刊誤、外科理例、痘治理辨、鍼灸問答、傷寒選錄、運氣易覽等書。

四庫全書提要曰：續素問鈔九卷，明汪機撰。是編因滑壽素問鈔，採王冰原註大略，因重為補錄，凡所增入，以續字別之。九卷之中，分上中下三部，上四卷，中一卷，下四卷，其標目悉依滑氏之舊。存目

丁氏瓚素問鈔補正

十卷

存

自序略曰予被命守東嘉夙夜祗懼勉修厥職痛吾民往往誤羅夭枉故每自疚乃召群醫告曰醫者人之生命攸係汝輩其知所慎乎夫藥之弗續術之弗精也術之弗精學之無本也汝輩其嘗學素問乎曰未也奚爲而弗學也曰病其書之隱賾也其嘗學素問鈔乎曰未也奚爲而弗學也曰病其書之亥豕也以故政暇取其鈔本手自補正以王氏註有合于經者亦並録之使更相傳録擇其子弟而誦習焉猶恐其氣運之難明脉理之難曉也因取五運六氣主客之圖并診家樞要以附于後庶幾學者知所趣向而吾民亦殆有賴矣

凡例曰、王註頗覺冗泛、今擇取諸書增減以附愚見、其有疑誤姑缺之以俟智者、一註釋王氏頗詳因以為主、凡王註皆不名、滑氏則曰滑云、愚見則加圈以別之、一經文易曉者、一依滑氏舊文、一五藏只詳釋一藏、餘藏可以類推、

休寧縣志曰、丁瓚字汝器、西門人、丁氏自宋世業醫、嘉靖初、丁纓以醫名、子畜齋授其業、已藉數百緡欲與子、瓚謝歸醫則奇中、人以仙目之、性好客、客常滿、嘗出五十緡脱人於厄書画有米倪風、年六十卒、

四庫全書提要曰、素問鈔補正十二卷、明丁瓚編、瓚字點白、鎮江人、嘉靖丁丑進士、官至溫州府知府、初滑壽著素問鈔、

歲久傳寫多譌，璞因其舊本重爲補正，復萬搽王氷原註，以明之凡十二門，悉依壽書舊例，又以五運六氣主客圖并診家樞要附于後。存目

呂氏復內經或問 佚

明史藁曰：呂復字元膺，鄞人，少孤貧，從師受經，習詞賦，後以毋患求醫，遇名醫衢人鄭禮之，於逆旅遂謹事之，因得其古先禁方及色脉藥論諸書，討求一年，試輒有驗，自以爲未精，盡購古今醫書，曉夜研究，務窮其閫奧，自是出而行世，取効若神，其於醫門羣經，若內經、素問、靈樞、本草、難經、傷寒論、脉

經、脈訣、病源論、太始天元玉冊、元誥、六微旨、五常政、玄珠密語、中藏經、聖濟經等書、皆有辯論、前代名醫、如扁鵲、倉公、華佗、張仲景、孫思邈、龐安常、錢仲陽、陳無擇、許叔微、張易水、劉河間、張子和、李東垣、嚴子禮、王德膚、張公度諸家、皆有評騭、所著有內經或問、靈樞經脈箋、五色診奇眩、切脈樞要、運氣圖釋、養生雜言、脈繪、脈系圖、難經附說、四時變理方、長沙傷寒十釋、松風齋雜著、諸書、浦江戴良、採其治效最著者、數十事、爲醫案、晚年自號滄洲翁、歷舉仙居、臨海教諭、台州教授、皆不傳、

王氏翼、素問註疑難

佚

陽城縣志曰、王翼幼隸悟七歲聞人誦唐詩、一過能歷歷誦之八歲善屬文、既長日記千言、應進士舉、因染疾棄業、遂精醫術療疾多奇驗、旁通律曆尤工於詩、所著有素問注疑難、傷寒歌括、算術若干卷、詩五百餘篇、

醫籍考卷四

東都　丹波元胤紹翁　編

醫經四

袁氏仁內經疑義

未見

王鏊袁參坡小傳曰，參坡袁公名仁，字良貴，浙西嘉善人也。洞識性命之精，而未嘗廢人事之粗，雅徹玄禪之奧，而不敢悖仲尼之軌。天文地理，曆律書數，兵刑水利之屬，靡不涉其津涯，而尤寓情於醫。謂可以全生，可以濟人。著內經疑義，本草正訛，痘疹家傳等書，百餘卷。一螺集

楊氏慎 素問糾畧

明志三卷

未見

錢謙益曰，慎字用修，新都人，少師文忠公廷和之子也。七歲作擬古戰塲文，有曰：青樓斷紅粉之魂，白日照青苔之骨。時人傳誦，以為淵雲再出。正德辛未，舉會試第二，廷試第一，授翰林修撰。武廟閱天文書，星名注張，又作汪張，下問欽天監及史館，皆莫知。用修曰：注張，柳星也。歷引周禮、史、漢書以復。湖廣土官水盡源通塔平長官司入貢，同官疑為三地名。用修曰：此六字地名也。取大明官制證之。嘉靖癸未，修武廟實錄、總裁二閣老盡取草藁、屬刋定爲甲申七月、兩上議大禮疏、率群臣撼奉天門大哭、廷杖者再、斃而復甦、謫戍雲南永昌衛、投荒三十餘年、卒於戊午、年七十有二。列朝詩集

按此書、升菴外集等不載、且與朱震亨書同名、先子嘗疑之、賀潘大高知道元哲曰、恐是升菴序震亨書者、修明志時、仍致誤歟、此說亦有理、

高氏士素問捷徑

三卷

未見

邵氏吃素問摘語

未見

按右二書見于浙江通志書目

蔡氏師勒內經註辯

未見

黄省曾序曰：嘗謂醫之道也，原詳經髓陰陽表裏以起百病也，嘗草木水火致劑以救夭傷也。非聖人者，神而明之，其誰與此？故曰：醫者生生之具，聖人所以壽萬民而登之天年者也。蓋黄以來，其法已久，考其嗣流，則周之矯之俞之盧秦之和之緩之，銁宋之文摰，鄭之扁鵲，漢之樓護、陽慶、倉公，皆以黄帝之書相爲祖述。其倉公診切之驗，獨章詳於大史，而候名脈理往往契符於素問以是知素問之書其文不必盡古而其法則出於古也信然矣其言情狀也有淵其處刺療也有響得之者爲上工爲國手失之者爲粗師爲庸姓歷百世而莫之或遺者也在姬之代尚有歲終之稽十而失一即次其食故其法得以不墮今之醫也茫然於天地之紀憲無所畏師無所傳一惟肆炮縱舍以規偶中之利故疴也劇之生也死之者殆相望也予素多病不得于醫而思精其法未暇也山人蔡師勒氏有道而後志於醫乃塊處於毛公之壇者二十年先治其法繙閱之久遂不滿於啓玄之註時有所得因繫之辨若師勒者可謂卓然斯流之上者矣雖然啓玄亦

非妄而作者、其師玄珠先生異人也、洞明素問之奧、乃密授秘旨、故啓玄奉其師說太過、不爲無疵、觀其詢謀得失之云、則斯辨也、亦啓玄之所以望於後人也、五岳山人集

徐氏春甫内經要旨

二卷

存

自序略曰、予嘗謂操舟必資於刳木、而射者必以彀、醫之有道古也、自神農氏開其天、黄帝氏繼天創始、與其臣岐伯著内經靈素、爲萬世醫學之鼻祖、自唐及宋、屢詔名家校正、徒勒、而真傳靡獲、方書種種、汗牛充棟、奚益哉、甫本庸愚、輒不

自忖、乃敢因滑氏之鈔目、而益以諸賢之鉤玄、提註詳明、辨釋條達、僭名曰內經要旨、而於黃岐之神聖、歷代之精英、雖不足以窺其閫奥、而宏綱大旨、似有得其門而入者、通方大哲、幸鑒管蠡之見云、嘉靖丁巳仲春既望、

祁門縣志曰、徐春甫字汝元、汪宦門人、醫家書無所不窺、著有古今醫統、醫學捷徑、居京邸、求醫甚衆、即貴顯者、不能旦夕致、授太醫院官、

萬氏（全）素問淺解

未見

按右見于痘疹世醫心法自序、

羅田縣志曰萬全字密齋精醫治病全活甚多著有保命歌括養生四要育嬰家秘廣嗣精要痘疹啓微行世

徐氏渭 素問註

佚

陶望齡徐渭(略)傳曰徐渭字文長山陰人九歲能屬文年十餘傚揚雄解嘲作釋毀爲諸生胡宗憲督浙江招管書記時方獲白鹿海上用渭表以獻上大嘉悅其文宗憲以是益重之時督府勢嚴重文武將吏庭見無敢仰者而渭幣巾澣衣直入無忌宗憲常優容之渭亦矯節自好無所顧請及宗憲逮慮禍及遂發狂疾坐繫獄中以言者力獲免及老貧甚鬻

文自給人操金請詩文書繪者値其稍裕即百方不得遏晷時乃肯爲之渭嘗言吾書第一詩二文三畫四識者許之所著文長集闕篇櫻桃錔集各若干卷注莊子内篇參同契黄帝素問郭璞葬書四書解首楞嚴經解各數篇文集

周氏𥂕素問註

未見

聊城縣志曰周𥂕儒醫順天人居郡城授太醫院御醫所註素問諸書

翁氏懋祥内經直指

未見

樂清縣志曰翁應祥西鄉人本以儒者教授雅知醫精於脈理篤信古方書所治多驗性甚介人遺之輒辭縉紳多重之一日自松江馳歸而病僅數日沐浴更衣揖其妻曰善自愛吾去汝矣遂端坐而逝所著有内經直指

許氏兆禎素問評林

未見

按右見于吳秀醫鏡序李廷機藥準序作素問便讀

馮氏時可黃帝内經素問註證發微

九卷

存

馬蒔曰、素問者、黄帝與六臣、平素問答之書、至春秋時、秦越人發爲難經、誤難三焦營衛關格、晦經之旨、晋皇甫謐次甲乙經、多出靈樞、義未闡明、唐寶應年間啓玄子王冰有註、隨句解釋、逢疑則默、章節不分、前後混淆、元滑伯仁讀素問鈔、類有未盡、所因皆王註、惟宋嘉祐年間勅高保衡等較正、深有裨于王氏、但仍分二十四卷、甚失神聖之義、按班固藝文志曰、黄帝内經十八卷、素問九卷、靈樞九卷、乃其數焉、又按素問離合真邪論、黄帝曰、夫九鍼九篇、夫子乃因而九之、九九八十一篇、以起黄鍾數焉、大都神聖經典、以九爲數、而九九重之、各有八十一篇、愚今析爲九卷者、一本之神聖遺意

耳、竊慨聖凡分殊、古今世異、愚不自揣、而僭釋者、痛後世概闇此書、而蠡測之、以圖萬一之小補云、知我罪我、希避云乎哉、

浙江通志曰、馬蒔字玄臺、會稽人、註靈樞素問、爲醫家之津梁、

汪昂曰、馬玄臺素問註、舛謬頗多、又有隨文敷衍、有註猶之無註者、又訾王註逢疑則默、亦不知量之過也、內經約註

四庫全書提要曰、素問註證發微九卷、明馬蒔撰、蒔字仲化、會稽人、其說據漢志內經十八篇之文、以素問九卷、靈樞九卷當之、後引離合真邪論中九鍼九篇、因而九之之文、定爲

九九八十一篇，以唐王冰分二十四卷爲誤，殊非大旨所關。其註亦無所發明，而於前人著述，多所訾議，過矣。存目

吳氏崑素問註

二十四卷

存

自序曰，在昔有熊御宇，軫念元元，不無夭折，欲躋而登諸壽域，廼問於岐伯鬼臾區，而作内經，雷公受之，以爲刑范，首天真，次調神，次生氣，次病能，上窮天紀，下窮地理，中悉人事，行之萬世不殆，傳之者，直以列於三墳，自有醫籍以來，茲其太上，周秦而降，豈不代有神良，要其立言範世，指不多屈，無亦

樹名易而作則難耶何蘄蘄也輓近拘方者言更僕未能悉舉非無燦然之明去上古而遥不啻居九壤而測九天也則而象之內經象日靈樞象月觀日月而知衆星之蔑矣越人之問難士安之甲乙叔和之脈經其中天三垣歟幹旋日月而翼其明功足齒哉若張長沙之傷寒魁杓搖光也因時而建亘萬世孰能忒焉施及孫思邈李明之劉完素朱彥脩滑攖寧輩出互有闡明所謂辰之五緯非乎遅留疾伏殆非一步可紀外是纚一家言羅爲列宿假日成光亦能不墜神乎和華倉扁之雄無文可述方之景星慶雲曠世一見卑卑尺有所短寸有所長言爲不經與之上下軒岐如向盲夫而誇

日月、秪爲翳障、最下異爲一途、叛經行怪、類如傷寒鈐法素
問遺篇、則妖氣爾、孛彗爾白虹爾、薄蝕爾、匪惟羲和憂之、具
目者之所共憂也、隋有全元起、唐有王冰、宋有林億、嘗崛起
而訓是經、庶幾昧爽之啓明哉、待旦者較然覩矣、獨其爲象、
小明則彰、大明則隱、謂之揭日月而行、未也、不肖束髮脩儒、
無何從業、居常晷度有態、日求其旨而討論之、不揣管陋、釋
以一得之言、署曰內經吳註、業成欲懸書國門、以博彈射、徒
以雲山木石之夫、無能千金禮士、職是焰然、斯道也、如有岐
雷者作、作爲日月之蔽抑、又何辭、聞之曰、不斑白語道、失崐
今四十以長、先半紀而見二毛、無亦徵余言之有當哉、當乎

非余敢知今之測景者旅矣惡能當夫賓日之月也皇明萬曆甲午日躔大火書于黄山軒轅爐鼎之次

亡名氏鶴皐山人傳曰山人余族父也世為歙澄塘人幼英異不伍凡兒稍長業進士為文章藻思横發顧數奇弗偶大父元昌翁父文覲翁俱修德而隱者家多方書山人遂逆鉛槧事岐黄術嘗曰素問靈樞醫之典墳也難經甲乙醫之庸孟也張王劉李醫之濂洛關閩也日夕取諸家言徧讀之不數稔術精而售初遊宛陵後泝長江歷姑孰抵和陽所至聲名籍籍活人無論數計每診疾僉曰易平山人曰此在死例僉曰難痊山人曰此可生也卒不踰山人所云故人咸謂山

人殆非人，必從長桑公得者。山人治病，不膠陳迹，人以禁方投之，拒弗受，曰：以古方治今病，雖出入而通其權，不然是以結繩治季世也，去治遠矣。所著脈語、十三科證治、參黃論、砭焫考、醫方考、藥纂諸書，將次第行於世。山人諱崑，字山甫，鶴皐其別號也。人以山人洞參黃帝之奧，又號山人爲參黃子。余家由澄塘析居傳桂里，故視山人爲族父云。（醫方考附載）

汪昂曰：素問吳註，間有闡發，補前註所未備，然多改經文，亦覺嫌于輕擅。

宗氏賢岐黃要旨

未見

按右見于建德縣志、

胡氏文煥素問心得

二卷

存

李氏維麟內經摘粹補註

未見

蘇州府志曰、李維麟字石浮、常熟人、精於察脈、決人生死、多奇中、所著有內經摘粹補註、醫宗要略等書、

胡氏尚禮素問輯要

未見

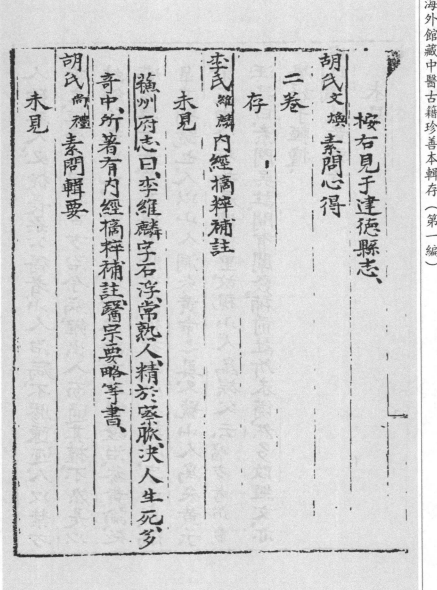

儀真縣志曰、胡尚禮字景初、世醫也、其父倫命讀岐黄諸書、云吾家傳通醫必先通儒爲本、理不明安悟診視之奥、禮遂能識奇病、活人甚衆、凡奔人之急、寒暑跋涉不辭、爲人簡默醇謹、又善楷法、酷覽古今名籍、壽七十外、耳既聾、尚手不釋卷、著素問輯要、胡氏醫案、

趙氏獻可内經鈔

未見

浙江通志曰、趙獻可字養葵、自號醫巫閭子、勤人、好學淹貫、尤善於易、兼精醫、其醫以養火爲主、嘗論命門乃人身之主、養身者、既不知撙節、致戕此火、以至於病、治者復不知培養

此火亢用寒凉以滅之、安問其生、著醫貫一書、爲醫家指南、後遊秦晉、著述甚多、有内經鈔、素問註、及經絡考、正脈論、二朱一例諸書、

素問註

未見

李氏中梓内經知要

二卷

存

江南通志曰、李中梓字士材、華亭人、少博學、習岐黄術、凡奇證遇無不立愈、所著有士材三書、頤生微論、醫統若干卷、

靳氏鴻緒內經纂要

未見

仁和縣志曰：靳鴻緒字若霖，讀書工文章，內行尤篤，孝於友，先世以兒醫顯，而鴻緒術尤精善，內經纂要闡發精微。

王氏倚賢內經纂要

未見

錢塘縣志曰：王倚賢字聖翼，孝友天性，甫九齡七日中父母相繼歿，哀毀踰成人禮，孤貧勵學，旁通醫術，急人病，不以門第爲等差，所全活人無算，家居力行，皆盛德事，尤好刊格言，以訓後學，國朝年直指雲龍旌善士，裒然居首，所著有格物

近編内經纂要

張氏志聰素問集註

九卷

存

紀略曰、一本經章義錯綜變化隱見離奇、或彼章微露別篇顯言、義雖專稱、詞難概論、是以註中惟求經義通明、不尚訓詁詳切、讀者細硏、庶知心苦、一是集惟以參解經義、不工詞藻、然就經解經、罔敢杜撰一語、貽笑大方、閱者勿以固陋見哂、一經義深微、闡發艱甚、或集中有不厭煩瑣重複諄切者、然非贅也、尚有未盡餘意、標于格外、設或疏義旨有微

分亦不妨兩存之、以俟後賢之參訂、敢自是哉、

汪昂曰、張隱菴素問集註、刻于康熙庚戌、皆其同人所著、盡屏舊文、多創臆解、恐亦以私意測度聖人者也、

高氏世栻素問直解

九卷

存

凡例曰、一、素問內經、乃軒岐明道之書、開物成務、醫道始昌、雖秦火焰毒、而醫書獨全、後之註者、或割裂全文、或刪改字句、剽竊說道、實開罪於先聖、如靈素合刻、纂集類經、是已、惟王太僕馬玄臺張隱菴註釋、俱屬全文、然字句文義、有重複

而不作衍文者，有倒置而未經改正者，有以訛傳訛，而弗加詳察者。余細爲考較，確參訂正，庶幾上補聖經，下裨後學。一素問一經，各家雖有註釋，余詳視之，非苟簡隙漏，即數淺不經。隱菴集註，義意艱深，其失也晦，余不得已而更註之，顔曰直解。世之識者，尚其鑒諸。一隱菴先有集註之刻，不便雷同，故曰直解，註釋直捷明白，可合正文誦讀，非如張太嶽四書直解，其訓詁有不可讀者。一素問八十一篇，原遺闕二篇，今已搜補矣，每篇名目，俱當詮解，兹刻不第詮解篇名，即篇中大旨，亦逐爲拈出，一篇之中，分爲數節，蓋以詞論冗繁，略分節旨，使觀者易於領會耳。

何氏鎮素問抄

未見

按右見于本草綱目必讀類纂

黄氏元御素問懸解

十三卷

未見

四庫全書提要曰元御是書謂素問八十一篇秦漢以後䆒脩帛傳寫屢更不無錯亂因爲參互校正如本病論刺志論刺法論舊本皆謂已亡元御則謂本病論在玉機眞藏論中刺志論則誤入診要經終論中刺法論則誤入通評虛實

論未嘗亡也、又謂經絡論乃皮部論之後半篇、皮部論乃十二正經、經絡論之正文、如此則三奇經與氣府論之前論正經後論奇經三脈無異、故取以補闕、仍從八十一篇之舊、考言經文錯柬者、起於劉向之校尚書、（見漢書藝文志）猶有古文可據也、疑經文脫柬者、始於鄭玄之注玉藻、（見禮記註）然猶不敢移其次第、至北宋以來、始以己意改古書、有所不通、輒言錯文、六經遂幾無完本、餘波所漸、劉夢鵬以此法說楚詞、迨元御此註、併以此法說醫經、而漢以來之舊帙、無能免於點竄者矣、揆諸古義、殆恐不然、其註則間有發明、如五運六氣之南政北政、舊註以甲己為南政、其餘八千為北政、元御則謂天地之氣、東西對待、南北平分、何南政之少、而北政之多也、一日之中、天氣晝南而夜北、一歲之中、天氣夏南而冬北、則十二年中、三年在北、三年在東、三年在南、三年在西、在北則南面、而布北方之政、是謂北政、天氣自北而南升、在南則北面、而布南方之政、是謂南政、天氣自南而北升、則自卯而後、天氣漸南、總以南政統之、自酉而後、天氣漸北、總以北政統之、東西者、左右之間氣、故不可以言政、此南北二極之義、其論爲前人所未及、然運氣之說、特約舉天道之大凡、不能執爲定譜以施治療、則亦如太極無極之爭耳、存目

又曰、黄元御字坤載、號研農、昌邑人、早爲諸生、因庸醫誤藥

揖其目遂發憤學醫於素問靈樞難經傷寒論金匱玉函經皆有註釋凡數十萬言大柢自命甚高欲駕出魏晉以來醫者上自黃帝岐伯秦越人張機外罕能免其詆訶者未免師心太過求名太急周易縣象註

張氏琦素問釋義

十卷

存

自敘曰

醫籍攷

卷五六

醫經五六

醫籍考卷五

東都　丹波元胤紹翁　編

醫經五

黄帝鍼經

隋志九卷。舊新唐志並作十卷。

佚

楊氏玄操鍼經音

本朝現在書目一卷

佚

席氏延賞鍼經音義

宋志一卷
佚
靈寶註黄帝九靈經
新舊唐志十二卷
佚
黄帝九虚内經
宋志五卷
佚
黄帝靈樞經
崇文總目宋志九卷

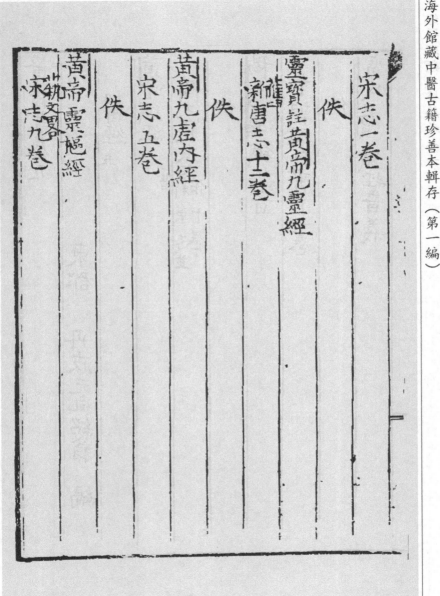

存

皇甫謐曰：九卷是本經脈，其義深奥，不易覺也。甲乙經序

林億等曰：皇甫士安甲乙經序云：七畧藝文志黃帝内經十八卷，今有鍼經九卷，素問九卷，共十八卷，即内經也。素問外九卷，漢張仲景及西晉王叔和脈經，只為之九卷，皇甫士安名為鍼經，亦專名九卷。楊玄操云：黃帝内經二帙，帙各九卷。按隋書經籍志謂之九靈，王冰名為靈樞。○按隋志無九靈之目。

宋史哲宗紀曰：元祐八年正月庚子，詔頒高麗所獻黃帝鍼經于天下。

江少虞曰：哲宗時臣寮言：竊見高麗獻到書内有黃帝鍼經

九卷。據素問序稱漢書藝文志黄帝内經十八卷，素問與此
書各九卷，乃合本數。此書久經兵火亡失，幾絶，偶存於東夷。
今此來獻，篇帙具存，不可不宣布海内，使學者誦習。伏望朝
廷詳酌，下尚書工部，彫刻印板，送國子監，依例摹印施行。所
貴濟衆之功，溥及天下。有旨令秘書省選奏通曉醫書官
兩員校對，及令本省詳定訖，依所申施行。宋朝類苑
朱子曰：素問語言深，靈樞淺，較易。
趙希弁曰：靈樞經九卷，王砅謂此書即漢志内經十八卷之
九也。或謂好事者於皇甫謐所集内經、倉公論中抄出之，名
爲古書也，未知孰是。

王應麟曰：黄帝靈樞經九卷，黄帝、岐伯、雷公、少俞、伯高答問之語。楊上善序凡八十一篇，鍼經九卷，大抵同，亦八十一篇。鍼經以九鍼十二原爲首，靈樞以精氣爲首，又間有詳略。王冰以鍼經爲靈樞，故席延賞云：靈樞之名，時最後出。玉海

史崧序曰：昔黄帝作内經十八卷，靈樞九卷，素問九卷，迺其數爲世所奉行，唯素問耳。越人得其一二而述難經，皇甫謐次而爲甲乙，諸家之説悉自此始。其間或有得失，未可爲後世法。則謂如南陽活人書稱：欬逆者，噦也。謹按靈樞經曰：新穀氣入于胃，與故寒氣相爭，故曰噦。舉而並之，則理可斷矣。又如難經六十五篇，是越人標指靈樞本輸之大略，世或以

為流注。謹按靈樞經曰：所言節者，神氣之所遊行出入也，非皮肉筋骨也。又曰：神氣者，正氣也。神氣之所遊行出入者，流注也。井滎輸經合者，本輸也。舉而並之，則知相去不啻天壤之異。但恨靈樞不傳久矣，世莫能究。夫為醫者，在讀醫書耳，讀而不能為醫者有矣，未有不讀而能為醫者也。不讀醫書，又非世業，殺人尤毒於梃刃。是故古人有言曰：為人子而不讀醫書，猶為不孝也。僕本庸昧，自髫迄壯，潛心斯道，頗涉其理，輒不自揣，參對諸書，再行校正家藏舊本靈樞九卷，共八十一篇，增修音釋，附于卷末，勒為二十四卷，庶使好生之人開卷易明，了無差別。除已具狀經所屬申明外，准使付指揮依

條申轉運司選官詳定具書送秘書省國子監令崧專訪名醫更乞參詳免誤將來利益無窮功實有自宋紹興乙亥仲夏望日錦官史崧題

呂復曰內經靈樞漢隋唐藝文志皆不録隋有鍼經九卷唐有靈寶註及黃帝九靈經十二卷而或謂王冰以九靈更名為靈樞又謂九靈尤詳於鍼故皇甫謐名之為鍼經卽隋志鍼經九卷苟一書而二名不應唐志别出鍼經十二卷也所謂靈寶註者乃扁鵲太玄君所箋世所罕傳宋季有靈樞略一卷今亦湮沒紹興初史崧倂是書爲廿二卷而復其舊較之他本頗善學者當與素問並觀蓋其旨意互相發明也 九

靈山房集滄洲翁傳

徐渭曰黃帝時未聞宦寺而靈樞中問答乃有宦者去其宗筋固知此書非岐黃筆也然其本旨授受疑非岐黃則決不能所謂夫有所受之也可疑不特一宦寺始筆其易知者耳

路史

馬蒔曰靈樞者內經篇名蓋內經為總名中有素問八十一篇靈樞八十一篇晉皇甫士安以鍼經名之按本經首篇九鍼十二原中有先立鍼經一語又素問八正神明論亦岐伯云法往古者先知鍼經也是素問之言亦出自靈樞首篇耳後世王冰釋素問以靈樞鍼經雜名宋成無已釋傷寒論及

各醫籍凡引靈樞者皆不曰靈樞而曰鍼經其端始于皇甫
士安也但鍼經二字止見於本經首篇其餘所論營衛輸穴
關格脉體經絡病證三才萬象靡不森具雖每篇各病各有
其鍼自後世易靈樞以鍼經之名遂使後之學者視此書止
為用鍼棄而不習以故醫無入門術難精詣無以療疾起危
深可痛惜豈知素問諸篇隨問而答頭緒頗多入徑殊少靈
樞大體渾全細目畢具猶儒書之有大學三綱八目總言互
發真醫家之指南其切當先於素問也謂之曰靈樞者正以
樞為門户闔闢所繫而靈乃至神至玄之稱是書具之切何以
異是

張介賓曰、神靈之樞要是謂靈樞、

王九達曰、靈乃至神至玄之稱、樞為門戶闔闢所係、生氣通天論、欲若運樞、樞天樞也、天運于上、樞機無一息之停、又身若天之運樞、所謂守神守機是也、其初意在于捨藥而用鍼、故揭空中之機以示人、空者靈、樞者機也、既得其樞、則經變營衛變化在我、何靈如之

杭世駿曰、七略藝文志黃帝內經十八篇、皇甫謐以鍼經九卷素問九卷合十八卷當之、唐啟玄子王冰遵而用之、素問之名見漢張仲景傷寒卒病論、鍼經則謐所命名也、隋經籍志、鍼經九卷、黃帝九靈經十二卷、元滄洲翁呂復云、苟一書

而二名，不應唐志別出鍼經十二卷。據復所疑，九靈是九靈，
鍼經是鍼經，不可合而爲一也。王砯以九靈名靈樞，靈樞之
名，不知其何所本。即用之以法素問，余觀其文義淺短，與素
問岐伯之言不類，又似竊取素問之言，而鋪張之。其爲王砯
所僞託，可知。自砯改靈樞後，後人莫有傳其書者。唐寶應至
宋紹興，錦官史崧乃云：家藏舊本靈樞九卷，是書至宋中世
而始出，未經高保衡、林億等校定也，孰能辨其眞僞哉。其中
十二經水一篇，無論黃帝時此名，而天下之水，何止十二，秪
以十二經脉，而以十二水配，任意錯舉，水之大小不詳計也。
堯時依禹貢九州之水，始有名，湖水不見於禹貢，唐時荆湘

文物最盛，洞庭一湖，屢詠歌於詩篇，徵引於雜記，然特據身所見而妄臆度之耳，桂漏不待辨而自明矣。道古堂集

四庫全書提要曰：靈樞經十二卷，按據晁公武讀書志及李濂醫史所載，元呂復群經古方論，則靈樞不及素問之古，宋元人已言之矣。近時杭世駿道古堂集亦有靈樞經跋，其考證尤為明晰，然李杲精究醫理，而使羅天益作類經，兼採素問靈樞，呂復亦稱善道者，當與素問並觀，其旨義互相發明，蓋其書雖偽，而其言則綴合古經，具有源委。譬之梅賾古文雜採逸書，聯成篇目，雖牴牾罅漏，贋託顯然，而先王遺訓多賴其蒐輯以有傳，不可廢也。此本前有紹興乙亥史崧序，稱

舊本九卷，八十一篇，增修音釋，附於卷末，又目録首題鼇峰熊宗立點校重刊，末題原二十四卷，今併為十二卷，是此本為熊氏重刊所併，呂復稱史崧併是書為十二卷，以復其舊，殆誤以熊本為史本歟。

姚際恒曰，靈樞經，晁子止云，或謂好事者于皇甫謐所集內經倉公論中抄出之，恒案此書，又下素問一等。古今偽書考

按先子曰，靈樞單稱九卷者，對素問八卷而言之，蓋東漢以降，素問既亡第七一卷，不然則素問亦當稱九卷爾，而靈樞之稱，昉于唐中葉，王冰注素問，或曰靈樞，或曰鍼經，林億因謂王冰名為靈樞，不可定，然今考道藏

中有玉樞神樞靈軸等之經，而又收入是經，題曰集註，而其實泉文獻，則靈樞之稱，意出乎羽流者歟，是經亦成乎衆手，猶素問也，然素問各篇文字多深與靈樞則不過數篇焉，仲化謂功當先於素問，其說未可信焉，玉海曰，靈樞以精氣為首，今本以九鍼十二原為首，而甲乙經以精氣為首，不知當時所見與今本同體異名者歟，林億等校正素問在仁宗嘉祐中，後哲宗元祐八年高麗始獻是經，其相距四十餘年，則億等不及寓目完書，故註中有云靈樞文不全，按調經論王冰註引針經曰，經脈為裏，支而橫者為絡，絡之別者為孫絡，新校正曰三部九候論注引之曰靈樞，而此云針經，則王氏之意指靈樞為針經也，考今素問註，引針經者多靈樞之文，但以靈樞今不全，故未得盡知也。又億等校素問甲乙經等，所引九虛文今並見靈樞中，則九虛亦是經之別本，非全帙者。要之曰靈樞、曰九虛、曰九靈，並是黃冠所稱，而九卷鍼經其為舊名也。夫名靈樞者，王冰以前不有載之者，故億等以為冰所命，而杭世駿直為冰之僞爲者，更為疎妄。甲乙之書，撰集素問鍼經明堂孔穴鍼灸治要三部，素問明堂之外，乃鍼經文，悉具于靈樞，則實是為古之鍼經無疑矣。其文有少異者，傳寫之差誤耳。如十二經水，甲乙亦有之，若據杭言，甲乙亦為唐人之僞託乎？益素問靈樞，並秦漢人所撰，如宦者湖水之類，無害其為書矣杭言不足取也史崧之刻是經勒為二十四卷呂復不考之崧序而云崧併是書為十二卷蓋當時別有為十二卷者故誤為此說者四庫全書提要謂呂以明熊宗立本為史本並呂元人豈有此理耶

又按馬仲化曰大抵素問所引經言多出靈樞者是靈樞為先素問為後此說不足信焉蓋靈樞之文淺薄易解而所載有素問中不言及者素問金匱真言論曰天有八風經有五風又八正神明論曰凡刺之法必候日月星辰四時八正之氣所謂八風八正者唯言八方之風八節之正義者非八節風氣朝于太乙之義故真言

論下文僅舉四方風稱之，至于靈樞九宮八風篇，歲露篇，論太一巡行，及八風之目，是素問所無，始見于易乾鑿度，又五變篇，有先立其年，以知其時之文，官鍼篇稱用鍼者，不知年之所加，氣之盛衰，虛實之所起，不可以為工也，是雖固與運氣之說不同，遂開彼勝復加臨之源，且夫素問之書，其文雅古，其旨淵奥，決非靈樞之所及，則其為晚出，可以徵焉，在昔名醫，若秦和盧扁之徒，必有書記其言者，後世撰素問靈樞等者，採節其書，各立之說，故其文互有混同，非復相襲使然者，謂之彼經所引，原于此經，而此經所載，先于彼經，則不可也，仲

化之説不足信者可以知矣戊寅冬月得至元己卯古
林胡氏書堂所刊靈樞目録首行題曰元作二十四卷
今併爲十二卷計八十一篇此則呂復所見而爲熊氏
種德堂所刻監本乃可以確先子所謂當時别有爲十
二卷者之説也

亡名氏靈應靈樞

藝文畧九卷

佚

靈樞畧

藝文畧一卷

佚存

呂氏復靈樞經脈箋

佚

按右見于九靈山房集滄洲翁傳

高氏士靈樞經摘註

一卷

未見

按右見于鄞縣志

馬氏蒔黃帝内經靈樞註證發微

九卷

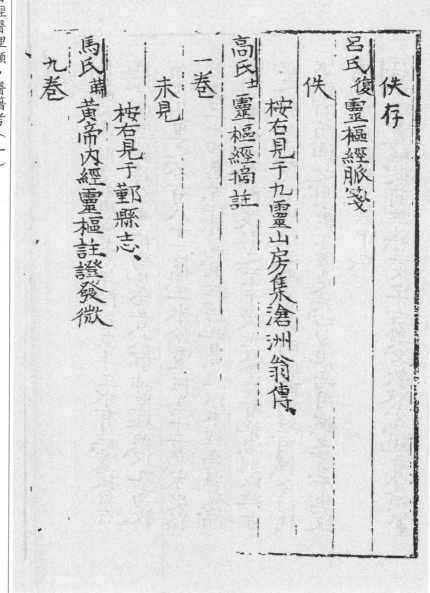

存

馬蒔曰素問曾經唐寶應年間啓玄子王冰有註靈樞自古迄今並無註釋今愚析為九卷者大都神聖經典以九為數而九九重之各有八十一篇王冰分靈樞為十二卷宋史崧分為二十四卷者皆非也且註釋此書並以本經為照應而素問有相同者則援引之至于後世醫籍有訛者則以經旨正之於分註之下然後之學者當明病在何經用鍼合行補瀉則引而伸之用藥亦猶是矣切勿泥為用鍼之書而與彼素問有所軒輊于其中也

汪昂曰靈樞從前無註其文字古奧名數繁多觀者蹙頞顰

眉，醫學廢而不讀，至明始有馬玄臺之註，其疏經絡穴道，頗為詳明，可謂有功於後學，雖其中間有出入，然以從來畏難之書，而能力闢壇坫，以視素問註，則過之遠矣。內經約註

胡氏文煥靈樞經心得

二卷

存

自序曰：靈樞素問，其間問答，多有重出處，然猶二書無害也，即一書亦有重出者，豈其義理深奧，不憚重於答問乎，抑因論彼而復及此乎，余茲撰之，亦未免重者重，獨者逸，惟求當其要而順其文者耳，覽者幸毋誚云。

趙氏 闕名 註靈樞經

未見

陳仁錫序曰余嘗題壁云簡方遇節名馳役學尊生讀趙先生註靈樞益信天下最可恃者古人不變為今人可恨者古本時化為今本可怪者自家脈理間之醫王方寸瞞垣而求洞於秦越人夫秦越人也得無秦越我也夫可笑者臟府不自見而輒許人有肝膽且誰肝誰膽哉趙先生早謝青衿註經玄暢可傳居甫里一不交富人鬚眉皓然似一精猛讀書壯男子尤好言三禮余欲十七篇宗儀禮入禮記之通十七篇者六官宗周禮入禮記之近六官者各以歷朝禮制官制附

焉欲勤成一書未能也先生圖之禮以治身為先此亦岐伯之大指矣無夢園集

張氏志聰靈樞經集注

九卷

存

自序曰先儒有云經傳而經亡非經亡也亡於傳經者之精而以揣求之深而以淺視之之失其旨歸也夫靈素之為烈於天下也千百年於茲矣然余嘗考漢藝文志曰黃帝内經一十八卷而靈樞居其九素問亦居其九昔人謂先靈樞而後素問者何也蓋以素問為世人病所由生也病所生而弗

慎之則無以防其流故篇中所載陰陽寒暑之所從飲食居處之所損五運生制之所由勝復六氣時序之所由逆從靡弗從其本而謹制之以示人維持而生人之患微矣若靈樞為世人病所由治也病既生而弗治之則無以通其源故本經所論榮衛血氣之道路經脈藏府之貫通天地四時之所由法音律風野之所由分靡弗藉其鍼而開道之以明理之本始而惠世之澤長矣是靈樞素問為萬世所永賴靡有息也故本經曰人與天地相參日月相應而三才之道大備是以人氣流行上應日行於二十八宿之度又應月之盈虧以合海水之消長且以十二經脈藏府外合於百川滙集之水

感相符也故本經八十一篇以應九九之數合三才之道三而三之成九九八十一篇以起黃鍾之數其理廣大其道淵微傳竹帛而使萬世黎民不罹災眚之患者孰不賴此經也哉乃有皇甫士安類爲甲乙鍼經而玄臺馬氏又專言鍼而昧理俾後世遂指是經爲鍼傳而忽之而是經幾爲贅旒矣余憫聖經之失傳懼後學之沿習遂忘愚昧素問註疏告竣復集同學諸公舉靈樞而詮釋之因知經意深微旨趣審析一字一理確有指歸以理會鍼因鍼悟證殫心研慮雞鳴風雨未敢少休庶幾藉是可告無罪乎

高氏世栻靈樞直解

未見

高世栻曰：素問直解外，更有本草崇原、靈樞直解、金匱集註、聖經賢傳、剖䣛告竣。素問凡例

黄氏元御靈樞懸解

九卷

未見

四庫全書提要曰：是書亦以錯文爲説，謂經別前十三段爲正經，後十五段爲別經，乃經別之所以命名，而後十五段部誤在經脈中，標本而誤名衛氣，四時氣大半誤入邪氣藏府病形篇，津液五別誤名五癃津液別，此類甚多，乃研究素問、

比櫛其辭，使之脈絡環通，安在靈樞晚出，又非素問之比，說者謂唐人剽取甲乙經爲之，不應與古書一例，錯文亦姑存其說可也。存目

醫籍考卷五

醫籍考卷六

東都　丹波元胤紹翁　編

醫經六

楊氏上善黃帝內經太素　宋志作黃帝太素經

舊唐志三十卷　宋志作三卷訛

佚缺

按是書嘉祐中林億等校素問時完帙猶存自後世久失傳近日西京太醫博士福井榕亭需得零本一通卷為軸子題曰黃帝內經太素廿七卷通直郎守太子文學臣楊上善奉勅撰注凡五篇曰七耶曰十二耶曰耶

客曰耶中曰耶傳卷末題目下有耶論二字仁安三年丹波賴基傳鈔憲基家本者蓋六百五十餘年前物而人間希有之寶賸也林億等素問序曰及隋楊上善纂而為太素今觀其體例取素問靈樞之文錯綜以致註解者後世有二經分類之書上善實其為之唱首乃冠以是書

陰氏秉暘內經類考

明志十卷讀書敏求記作六卷

未見

錢曾曰秉暘自號衡涯居士謂原病有式鍼灸有道醫藥有

方，診視有訣，運氣則全書，藥性則本草，獨始生之說，所未及聞，因詮次內經，條疏圖列，狀四時歛萬化，以成章，其用心良苦矣。

孫氏應奎內經類鈔

未見

徐春甫曰，孫東穀名應奎，洛陽人，登正德辛巳進士，好醫方，以活人為心，有疾者不限高卑，即與之藥，宦至戶部尚書，著有醫家大法，大旨必用內經類鈔等書若干卷。

熊氏宗立黃帝內經素問靈樞運氣音釋補遺

一卷

存

閩書曰熊宗立建陽人通陰陽醫卜之術註解天元雪心二賦金精鰲極難經脉絶諸書撰藥性賦補遺及婦人良方行世

按成化甲午熊氏刻素問十二卷靈樞十二卷附運氣論與運氣圖括二書時即所纂集也

亡名氏内經類旨

醫藏目録卷闕

未見

張氏介賓類經

明志四十二卷

存

自序曰、內經者、三墳之一、蓋自軒轅帝同岐伯鬼臾區等六臣相討論、發明至理、以遺教後世、其文義高古淵微、上極天文、下窮地紀、中悉人事、大而陰陽變化、小而草木昆蟲、音律象數之肇端、藏府經略之曲折、靡不撢指而臚列焉、大哉至哉、垂不朽之仁慈、開生民之壽域、其為德也、與天地同、與日月並、豈直規規治疾方術已哉、按晉皇甫士安甲乙經敘曰、黃帝內經十八卷、今鍼經九卷、素問九卷、即內經也、而或者謂素問鍼經明堂三書、非黃帝書、似出於戰國、夫戰國之文能是乎。宋臣高保衡等叙，業已辟之。此其臆度無稽，旨（迺）不足深辨，而又有目醫為小道，并是書且并廢置者，是之豈直慧明眼人欤？披仙楞伽經跋云：經之有難經，句句皆理，字字皆法，亦豈知難經出自內經，而僅得其什一，難經而然，內經可知矣。夫內經之生全民命，豈殺於十三經之啓植民心？故玄晏先生曰：人受先人之體，有八尺之軀，而不知醫事，是所謂遊魂耳。雖有忠孝之心、慈惠之性，君父危困，赤子塗地，無以濟之。此聖賢所以精思極論，盡其理也。由此言之，儒其可不盡心是書乎？奈何今之業醫者，亦置靈素於罔聞，昧性命之玄要，盛盛虛虛，而遺人夭殃，致邪失正，而絕人長命，所謂業擅專門者，如是哉。此其故，正以經文奧衍，研閱誠難，其於至道未明，而欲冀夫通神運微，即大聖上智於上古之邈，斷乎不能矣。自唐以來，雖賴啓玄子之註，其發明玄祕盡多，而遺漏亦復不少。蓋有遇難而默者，有於義未始合者，有互見深藏而不便檢閱者。凡其闡揚未盡，靈樞未註，皆不能無遺憾焉。及乎近代諸家，尤不過順文敷演，而難者仍未能明，精處仍不能發，其何裨之與有？初余究心是書，嘗為摘要，將以自資，而繼繹之久，久則言言金石，字字璣珠，竟不知孰可摘而孰可遺。因奮然起念，冀有以發隱就明，轉難為易，盡啓其秘，而公之於人，務俾後學了然，見便得趣，由堂入室，具悉本原，

斯不致悮已悮人咸臻至善於是乎詳求其法則唯有盡易
舊制顛倒一番從類分門然後附意闡發庶晰其蘊然懼擅
動聖經猶未敢散也粵稽往古則周有扁鵲之摘難晉有玄
晏先生之類分唐有王太僕之補削元有滑攖寧之撮鈔鑒
此四君子而後意決且此非十二經之比蓋彼無須類而此
欲醒瞶指迷則不容不類以求便也由是偏索兩經先求難
易反復更秋稍得其緒然後合兩為一命曰類經類之者以
靈樞啓素問之微素問發靈樞之秘相為表裏通其義也兩
經既合乃分為十二類夫人之大事莫若死生能葆其真合
乎天矣故首曰攝生類生成之道兩儀主之陰陽既立三才

位矣故二曰陰陽類人之有生藏氣為本五内洞然三垣治
矣故曰藏象類欲知其内須察其外脈色通神吉凶判矣故
曰經絡類萬事萬殊必有本末知所先後握其要矣故六曰
標本類人之所賴藥食為天氣味得宜五宮強矣故七曰氣
味類駒隙百年誰保無恙治之弗失危者安矣故八曰論治
類疾之中人變態莫測明能燭幽二豎遁矣故九曰疾病類
藥餌不及古有針砭九法搜玄道超凡矣故十曰針刺類至
天道茫茫運行今古苞無窮協惟一推之以理指諸掌矣故
十一曰運氣類又若經文連屬難以強分或附見於別門故
求之而不得分條索隱血脈貫矣故十二曰會通類彙分三

十二卷此外復附著圖翼十五卷蓋以義有深邃而言不能

該者不拾以圖其精莫聚圖象雖顯而意有未達者不翼以

說其奧難窺自是而條理分綱目舉晦者明隱者見自細通

融岐貳畢徹一展卷而重門洞開秋毫在目不惟廣裨乎來

學即凡志切尊生者欲求諸妙無不信乎可招矣是役也余

以前代諸賢註有未備間多舛錯掩質理光俾至道不盡明

於世者四千餘禩矣因敢忘陋效顰勉圖蛟負固非敢弄斧

班門然不屑沿街持鉢故凡遇駁正之處每多不諱誠知非

雅第以人心積習既久訛以傳訛即決長波猶虞難滌使辨

之不力將終無救正日矣此余之所以載思而不敢避也吁

余何人斯、或妄正先賢之訓言之未竟、知必有遺余之謬、而隨議其後者、其是其非、此不在余而在乎後之明哲矣、雖然他山之石、可以攻玉、斷流之水、可以鑑形、即壁影螢光、能資志士、竹頭木屑、曾利兵家、是編者尚亦有千慮之一得、將見擇於聖人矣、何幸知之、獨以應策多門、操觚隻手、一言一字、偷隙毫端、凡歷歲者三旬、易稿者數四、方就其業、所謂河海一流、泰山一壤、蓋亦欲共掖其高深耳、後世有子雲、其憫余勞而錫之斤正焉、豈非幸中又幸、而相成之德、謂孰非後進之吾師云、峕大明天啓四年、歲次甲子、

浙江通志曰、張介賓字景岳、山陰人、隨父至京、遇名醫金英

從之遊、遂得精醫道、為人端靜、好讀書、殫心內經、著有類經、綜覈百家、剖析疑義、凡數十萬言、歷四十年而成、西京葉秉敬謂之海內奇書、又作古方八陣、新方八陣、海內多宗之、

四庫全書提要曰、類經三十二卷、明張介賓編、介賓字會卿、號景岳、山陰人、是書以素問靈樞、分類相從、則一曰攝生、二曰陰陽、三曰藏象、四曰脈色、五曰經絡、六曰標本、七曰氣味、八曰論治、九曰疾病、十曰鍼刺、十一曰運氣、十二曰會通、共三百九十條、又益以圖翼十一卷、附翼四卷、雖不免割裂古書、而條理井然、易於尋覽、其註亦頗有發明、考元劉因靜修集有內經類編序曰、東垣李明之得張氏之學者、鎮人羅謙

甫嘗從之學，一日過予言，先師嘗言予曰，夫古雖有方，而方則有所自出也，子為我分經病證而類之，則庶知方之所自出矣。予自承命，凡三脫藁，而先師三毀之，研摩訂定，三年而後成，名曰內編類編云。則以內經分類，續自李杲，創其例，而羅天益成之。今天益之本不傳，以實此統，雖不以病分類，與杲例稍異，然大旨要不甚相遠，即以補其佚亡，亦無不可矣。

類經圖翼

十一卷

存

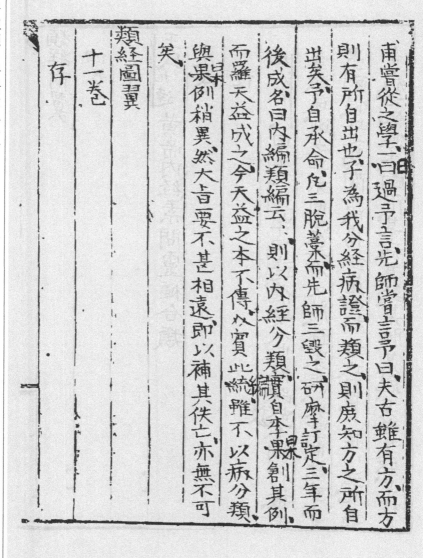

類經附翼

四卷

存

王氏九達 黃帝內經素問靈樞合類

九卷

存

九江府志曰王九達字曰達德安人也性跡故不拘行檢坐事被逮逃之吳越間愛三泖之勝遂家焉與雲間諸君子筆墨酬倡比之爲陶九成楊鐵崖而刻苦攻醫自悟心法凡遇奇病治輒應手斷除某病某經某勝某亂某逆某邪某標某

本某生某死、某病某日已、君候潮汐、一一不爽、崇禎間、由職太醫錢相國龍錫述其事甚詳、所著有素問靈樞合類九卷、又心傳九種、皆刻成書、何郎中萬化、吳尚寶爾成、韓侍讀敬序行之、晚年感秋風蓴鱸之言、動念故里、歸卒于家、嗣絶、

林氏（瀾）靈素合鈔

十五卷

未見

毛奇齡敕封永德郎雲南永昌軍府通判林君墓表略曰、君諱瀾、字觀子、杭州人、值鼎革之際、既以成童補諸生第一、便棄去、遍讀諸藏書、目兼行下、搦筆為文章、瞬息千萬言、硯

者辟易不敢前，乃復痛夭札疵癘，無由極救。曩者軒轅著書，上窮天紀，下極地理，中知人事，其間府藏陰陽，經絡生死，運會升降，皆可窮抽極繹，發我神智。漢張機云：夫天有五行，以運萬類，人稟五常，以辟五府，玄微無徵，變化不可擬，自非才高識廣，安能剖晰幽遐，盡其理致哉。第洞垣湔浣，世無其人，針石熨焫，其法又不授，雖諸家內經，搜討極備，而議論浩博，考索難竟，即盧國難經，與皇甫士安甲乙諸著，俱未能折其指歸，而得其要領。惟元人滑壽作素問鈔一書，頗稱簡覈，靈樞真經，實先素問，而未得並著于世，以相為表裏，非闕事乎。雖明末張氏彙作類經，已嘗蒐入，而義例頗賾，乃倣滑氏

分類十二、約文五百、汰其冗而貫其錯、合靈樞素問爲一書、名靈素合鈔、自攝生以至運氣、定十有五卷、爲醫學宗云、

汪氏昂素問靈樞類纂約註

三卷

存

自序曰、醫學之有素問靈樞、猶吾儒之有六經語孟也、病機之變、萬不齊參、範圍之不外是、古之宗工、與今之能手、師承其說、以之濟世壽民、其切不可究殫、第全書浩衍、又隨問條答、不便觀覽、雖岐黃專家、尚望意沮、況于學士大夫乎、余衡泌之人、無事棄日、不揣固陋、竊欲此類而分次之、偶見滑伯

仁有素問鈔一編，其用意頗與余同，然而割裂全文，更爲穿
貫，雖分門類，而淩躐錯雜，遂失原書之旨，得無疑悮後學，而
獲罪先聖也乎？又謂兩經從未有合編者，特爲珠聯，以愚意
條析分爲九類，雖有剛節，而段落依舊，下註出于某篇，不敢
謬爲參錯，其存者要以適用而止，而參酌諸註，務令簡明，便
讀者瞭然心目，聊取反約之意，以就正于有道云爾。
凡例曰：素問、靈樞各八十一篇，其中病證、脈候、藏府、經絡、針
灸、方藥錯見雜出，讀之茫無津涯，難得其竅會。本集除針灸
之法不録，餘者分爲九篇，以類相從，用便觀覽，于各篇之中，
復有前後條貫，數仍不離于九也。集中遵各註者十之七，增

鄙見者十之三，或節其繁蕪，或辨其謬誤，或暢其文義，或詳其未悉，或置為闕疑，務令語簡義明，故名約註，閱三十餘年，而書始就，誠不知其無常，唯□高明之家教之。 一素問治兼諸法，文悉義順，故詮理之文多。靈樞耑重針灸，故詮數之文多。本集以素問為主，而靈樞副之，其素問與靈樞同者，皆用素問，而不用靈樞，至于針灸之法，與醫槩不同，本集不暇旁及，故槩刪而不錄，然素問所引經文多出靈樞，則靈樞在前而素問居後，踵事增華，故文義為尤詳也。 一素問所言，五運六氣，弘深奧渺，靈樞所言，經絡穴道，縷析絲分，誠秘笈之靈文，非神聖其孰能知之，本集義取纂要，不能多錄，欲深造者當于全書而究心焉。

程氏雲鵬靈素微言

未見

程雲鵬曰：素問五藏七府，世僅列六，有包絡而無三焦，有三焦而無包絡。胃者腎之關，易作腎者胃之關。一字之譌，陰陽顛倒，湯由消納。又如真人、聖人等論，尤非儒者所可混同。均加辨晰。慈幼筏序。

薛氏雪醫經原旨

六卷

存

緒言曰黃帝作内經史冊載之而其書不傳不知何代明夫醫理者託為君臣問答之辭譔素問靈樞二經傳於世想亦聞陳言於古老敷衍成之雖文多敗闕寔萬古不磨之作竊窺其立言之旨無非竊擬壁經故多聱辭然不迨拜手賡颺都俞吁咈之風遠矣且是時始命大撓作甲子其干支節序占候豈存於今日而首言酒溺生病始惡之旨其玄酒味澹人誰嗜以為將以致經滿絡虛肝浮膽橫恥至於十二經配十二水名彼時未經地平天成何以江淮河濟方隅畛境竟與後世無岐如此罅漏不一而足近有會稽張景岳者有以接乎其人而才文學博膽志頗堅將二書串而為一名曰類經誠

所謂別裁僞體者欲借乎疑信相半未能去華存實余則一眼觀破既非聖經賢傳何妨割裂於是雞窗燈火數更寒暑徹底掀翻重為刪述望聞問切之功備矣然不敢創新竟名之曰醫經原旨為醫家必本之經推原其大旨如此至於針灸一法另有專書故略收一二餘多節去其據文註釋皆廣集諸家之說約取張氏者多苟或義理未暢間嘗綴以愚見冒昧之責何所逃避際此醫風流弊之日苟有一人熟讀而精思之則未必無小補云乾隆十九年歲在甲戌

唐大烈曰薛生白名雪號一瓢兩徵鴻博不就所著詩卷甚富又精於醫與葉天士先生齊名然二公各有心得而不相

下先生不屑以醫自見，故無成書，年九十而殁。

四庫全書總目曰：薛雪字生白，號一瓢，蘇州人，自署曰河東，稱郡望也。周易辨義註

嚴氏長明素靈發伏

未見

錢大昕傳略曰：嚴長明字冬友，號道甫，江寧人，幼讀書十行並下，乾隆二十七年，天子巡幸江南，長明以獻賦召試，特賜舉人，授内閣中書，甫任事，即奏充方略館纂修官入軍機處行走，擢内閣侍讀，晚歲爲廬江書院院長，卒年五十七，生平著述有素靈發伏凡二十餘種。潛研堂文集

黄氏元御素靈微蘊

四卷

存

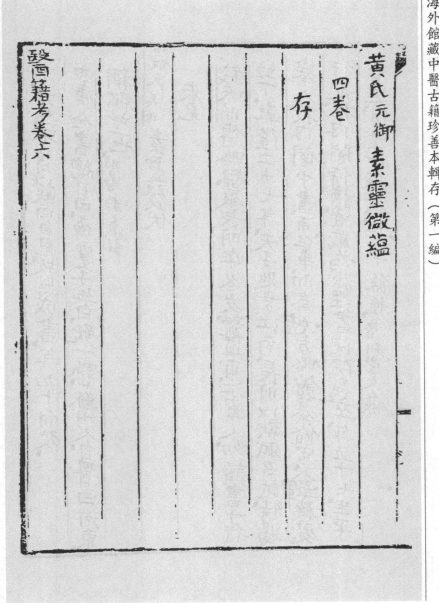

醫籍考卷七

東都　丹波元胤紹翁　編

醫經七

黄帝八十一難經

隋志二卷

存佚

皇甫謐曰，黄帝命雷公岐伯，論經脈，旁通問難，八十一爲難經。（宋葉物紀原引帝王世紀。○按，縛字當移在八十一上。）

舊唐志曰，黄帝八十一難一卷，秦越人撰。

王勃序曰，黄帝八十一難，是醫經之秘録也。昔者岐伯以授

黄帝黄帝歷九師以授伊尹伊尹以授湯湯歷六師以授太
公太公授文王文王歷九師以授醫和醫和歷六師以授秦
越人秦越人始定立章句歷九師以授華佗華佗歷六師以
授黄公黄公以授曹夫子夫子諱元字真道自云京兆人也
蓋授黄公之術洞明醫道至能遥望氣色徹視府藏澆腸刳
胷之術往往行焉浮沈人間莫有知者文苑英華
楊玄操曰黄帝八十一難者斯乃勃海秦越人所作也
又曰黄帝内經二帙帙各九卷而其義幽賾殆難窮覽越人
乃採摘英華抄撮精要二部經内凡八十一章勒成卷軸伸
演其首探微索隱傳示後昆名為八十一難以其理趣深遠

非卒易了故也、既弘暢聖言、故首稱黃帝、

又曰、難音乃丹切、（史記附標）

丁德用曰、難經歷代傳之一人、至魏華佗、乃燼其文於獄下、於晉宋之間、雖有仲景叔和之書、然各示其文、而濫觴其說、及吳太醫令呂廣重編此經、而尚文義差迭、按此則難經為燼餘之文、其編次復重、經呂廣之手、固不能無缺失也、（難經彙考）

黎泰辰曰、世傳黃帝八十一難經、謂之難者、得非以人之五藏六府隱於內、為邪所干、不可測知、唯以脈理究其彷彿邪、若脈有重十二菽者、又有如按車蓋而若循雞羽者、復考內外之證、參校之、不其難乎、（難經彙考）

蘇軾曰醫之有難經句句皆理字字皆法後世達者神而明之如盤走珠如珠走盤無不可者若出新意而棄舊學以為無用非愚無知則狂而已譬如俚俗醫師不由經論直授樂學方以之療病非不或中至於遇病輒應懸斷死生則與知經學古者不可同日學矣世人徒見其有一至之功或捷古人因謂難經不學而可豈不誤哉　楞伽經跋

趙希弁曰秦越人授桑君秘術洞明醫道采黃帝內經精要之說凡八十一章編次為十三類其理趣深遠非易了故名難經

陳振孫曰漢志但有扁鵲內外經而已隋志始有難經唐志

遂題云秦越人皆不可考。難，當作去聲讀。

李駉曰：黄帝八十一難經，盧國秦越人所撰。史記列傳曰：扁鵲者，姓秦氏，名越人。楊雄所謂扁鵲，盧人是也。假設問荅，以釋疑難之義，凡八十一篇，故謂之八十一難經。醫經之興，始於黄帝，故繫之黄帝者，以明其義皆有所受之，而非私智曲說也。

紀天錫曰：秦越人將黄帝素問疑難之義八十一篇，重而明之，故曰八十一難經。

吳澄曰：昔之神醫秦越人，撰八十一難，後人分其八十一，爲十三篇。予嘗怪其分篇之未當，釐而正之。其篇凡六：一至二十二論脈、二十三至二十九、論経絡、三十至四十七、論藏府、四十八至六十一、論病、六十二至六十八、論穴道、六十九至八十一、論鍼法、秦越人之書、與內経素靈相表裏、而論脈論経絡居初、豈非醫之道所當先明此者歟、贈醫士章伯明序

歐陽玄曰、切脈於手之寸口、其法自秦越人始、蓋爲醫之祖也、難経先秦古文、漢以來答客難等作、皆出其後、又文字相質難之祖也、難経彙考

虞集曰、史記不載越人著難経、而隋唐経籍藝文志定著越人難経之目、作史記正義者、直載難経數章、愚意以爲古人因経設難、或與門人弟子問答、偶得此八十一章耳、未必経

之嘗難者、止此八十一條、難由經發、不特立言、且古人不求托名於書、故傳之者、唯專門名家而已、其後流傳寖廣、官府得以錄、而著其目、註家得以引而成文耳、（難經彙考）

滑壽曰、史記越人傳、載趙簡子虢太子齊桓侯三疾之治、而無著難經之說、隋書經籍志、唐書藝文志、俱有秦越人黃帝八十一難經二卷之目、又唐諸王侍讀張守節作史記正義、於扁鵲倉公傳、則全引難經文、以釋其義、後全載四十二難與第一難、三十七難全文、由此則知古傳以為秦越人所作者、不誣也、詳其設問之辭、稱經言者、出於靈樞素問二經之文、在靈樞者尤多、亦有二經無所見者、豈越人別有摭於古

經或自設為問荅也耶

又曰難經八十一篇辭若甚簡然而榮衛度數尺寸位置陰陽王相藏府内外脉法病能與夫經絡流注針刺俞穴莫不該盡昔人有以十三類統之者於乎此經之義大無不包細無不舉十三類果足以盡之與八十一篇果不出於十三類歟學者求之篇章之間則其義自見矣

又曰此書固有類例但當如大學朱子分章以見記者之意則可不當以己之立類統經之篇章也今觀一難至二十一難皆言脉二十二難至二十九難論經絡流注始終長短度數奇經之行及病之吉凶也其間有云脉者非謂尺寸之脉

乃經隧之脉也、三十難至四十三難、言榮衛三焦藏府腸胃之詳、四十四五難、言七衝門乃人身資生之用、八會為熱病在内之氣穴也、四十六七難、言老幼寤寐以明氣血之盛衰、言人面耐寒以見陰陽之走會、四十八難至六十一難、言診候病能藏府積聚泄利傷寒雜病之別、而繼之以望聞問切、醫之能事畢矣、六十二難至八十一難、言藏府榮俞用針補瀉之法、全體之學所不可無者、此記者以類相從始終之意備矣、

呂復曰、難經十三卷、乃秦越人祖述黄帝内經、設為問答之辭、以示學者、所引經言、多非靈素本文、蓋古有其書、而今亡之耳、

王禕曰：秦越人八十一難，蓋舉黃帝岐伯之要旨而推明之，亞於內經者也。青巖叢說

胡應麟曰：醫方等錄，雖亦稱述黃岐，然文字古奧，語致玄妙，蓋周秦之際上士哲人之作。其徒欲以驚世，竊附岐黃耳。考班志扁鵲有內經九卷、外經十二卷，或即今難經也。

王文潔曰：扁鵲者，軒轅時扁鵲也。隱居岩獄，不登於七人之列，而自作八十一難經。以後秦越人註之，今書猶稱扁鵲秦越人。

四庫全書提要曰：難經八十一篇，漢藝文志不載，隋唐志始載難經二卷，秦越人著。吳太醫令呂廣嘗註之，則其文當出

三國前，廣書今不傳，未審即此本否。然唐張守節註史記扁鵲列傳所引難經，悉與今合，則今書猶古本矣。其曰難經者，謂經文有疑，各設問難以答之。其中有此稱經云，而素問靈樞無之者，則今本內經傳寫脫簡也。其文辨析精微，詞致簡遠，讀者不能遽曉，故歷代醫家多有詮釋。

姚際恒曰：傷寒論序云：撰用素問九卷、八十一難。八十一難者，即指素問九卷而言也。六朝人又為此，絕可笑。偽書考

徐大椿曰：難經非經也，以經文難解者設為問難以明之，故曰難經，言以經文為難而釋之也。是書之旨，蓋欲推本經旨，發揮至道，剖晰疑義，垂示後學，真讀內經之津梁也。但其中

亦有未盡善者，其間荅之詞，有即引經文以釋之者，經文本自明顯，引之或反遺其要，以至經語反晦，或則無所發明，或則與內經相背，或則以此語彼，此其所短也。其中有自出機杼，發揮妙道，未嘗見于內經，而實能顯內經之奥義，補內經之所未發，此蓋別有師承，足與內經並垂千古，不知創自越人乎，抑上古亦有此書，而越人引以為證乎？自隋唐以來，其書盛著，尊崇之者固多，而無能駁正之者，蓋業醫之輩讀難也經，而識其大義也，為醫道中傑出之流，安能更深考內經，求其異同得失乎？古今流傳之載籍，凡有舛誤，後人無敢議者，比比然也，獨難經乎哉？

按先子曰、八十一難之目、昉見於張仲景傷寒論序、難是問難之謂、隋蕭吉五行大義、唐李善文選七發註、太平御覽引此經作八十一問、則其義可證焉、其冠以黄帝二字者、正與內經同、蓋出假託也、此經未詳成乎何人、考楊玄操序云、秦越人之所作也、司馬遷云、天下至今言脈者、由扁鵲、蓋論脈莫精於難經、則其說之所以起也、自仲景以來、叔和脈經、士安甲乙、往往引其文、則漢人所撰、要之不失為古醫經、亦何必論其作者、而其為說、一本素靈之精要、以發其蘊奧、而較之經義往往有相詭、是果何也、素問靈樞、舊稱古之內經、而取兩書較之亦往往有其義相乖者、二経中已如此、又取素問靈樞而篇篇較之、其言有前後相畔者、一書中亦復如此、況難経、雖原二経、而其實別是一家言、春秋三傳、各異其辭、古之說経立言、率皆為然、亦何遽取彼擧此而致軒輊耶、姚際恒偽書考、謂六朝人所為、疏謬亦甚、又按八十一難経、較之于素問靈樞、其語氣稍弱、似出於東都以後之人、而其所記、又有與當時之語相類者、若元氣之稱、始見於董仲舒春秋繁露、揚雄解嘲、而至後漢比比稱之、男生於寅、女生於申、說文自字註、高誘淮南子註、離騷章句、倶載其說、木所以沈、金所以浮、出于白虎通、金生於巳、水生於申、瀉南方火、補北方水之類、並是五行緯說家之言、而素靈中未有道及者、特見於此經、且此經診脉之法、分以三部、其事約易明、自張仲景王叔和輩、執而用之、迺在醫家、實為不磨之矜式、然徵之素靈、業已不同、稽之倉公診籍、復又不合、則想其古法隱奥、以不遽易辨識、故至後漢、或罕傳其術者、於是時師據素問有三部九候之稱、彷而演之、以依一家言者歟、其決非西京之文者、可以觀矣、

又按千金翼方、診脉大意、引一難二難五難文、外臺載删繁方六極論、引二十四難文、並稱扁鵲曰、其文雖稍

異而並似原于是經考隋志載刪繁方十三卷謝士泰撰是士泰係于隋以上人則是经屬之于越人者不特創于楊玄操余嘗觀宋板史記扁鵲傳僧幻雲附標所引難経似是玄操原本載其卷首名銜曰盧國秦越人撰呉太醫令呂廣註前歙州歙縣尉楊玄操演撰此呂廣註本似署越人名然則士泰所稱殆循其舊者歟

呂氏博望 註衆難経

七録一卷 藝文畧作二卷

佚

亡名氏玉匱鍼経序曰呂博少以醫術知名善診脈論疾多

所著述，吳赤烏二年，為太醫令，撰玉匱鍼經及注八十一難經，大行於世。太平御覽

龍均曰，按名醫圖有呂博，無呂廣，予疑博即廣也。

按僧幻雲史記扁倉傳附標曰，黄帝八十一難經，吳太醫令呂廣注，一本作呂博，按呂氏本名廣，隋代避國諱，遂轉為博，先子曰，呂博，望即呂廣也，魏張揖廣雅，隋曹憲為之音解，避煬帝諱，更名博雅，據此呂名作博者，係于隋人所易，豈甘氏名醫圖，偶不改之乎，蓋醫經之有註，莫先於此書，其說輯在于王翰林集註，幾乎所謂名亡而實不亡者，亦幸哉。

楊氏玄操演黄帝八十一難經注

讀書後志一卷 文獻通考經籍作五卷。本朝現在書目作五卷

佚

自序曰：黄帝八十一難者，斯乃勃海秦越人所作也。越人受桑君之秘術，遂洞明醫道，至能徹視府藏，刳腸剔心。以其與軒轅時扁鵲相類，乃號之爲扁鵲。又家於盧國，因命之曰盧醫。世或以盧扁爲二人者，斯實謬矣。按黄帝有内經二帙，帙各九卷，而其義幽賾，殆難窮覽。越人乃採摘英華，抄撮精要，二部經内凡八十一章，勒成卷軸，伸演其首，探微索隱，傳示後昆，名爲八十一難。以其理趣深遠，非卒易了故也。既弘暢

聖言，故首稱黃帝，斯乃醫經之心髓，救疾之樞機，所謂脫牙角於象犀，收羽毛於翡翠者矣。遠于吳太醫令呂廣，為之註解，亦會合玄宗，足可埀訓，而所釋未半，餘皆見闕。余性好醫方，問道無斁，斯經章句，特承師授，既而耽研無數，十載于茲，雖未達其本源，蓋亦舉其綱目。此教所興，多歷年代，非唯文句舛錯，抑亦事緒參差，後人傳覽，良難領會。今輒條貫編次，使類例相從，凡為一十三篇，仍舊八十首。呂氏未解，今並註釋；呂氏註不盡，因亦伸之，並別為音義，以彰厥旨。昔皇甫玄晏，惣三部為甲乙之科，近世華陽陶貞白，廣肘后為百一之製，皆所以留情極慮，濟育群生者矣。余今所演，蓋亦遠慕高

仁、遹遵盛德、但恨庸識有量、聖旨無涯、綆短汲深、玄致難盡、
前歙州歙縣尉楊玄操序、
按楊玄操不詳何朝人、考開元中、張守節作史記正義、
於倉公傳採録楊序及説、則知為初唐人、其演註全在
于王翰林集註中、所謂亦是名亡而實不亡者、然似與
楊康侯註相錯、弟竪嘗抄出呂楊舊註、更據晉唐以来
諸書所引校訂以為一編、併附攷異、序曰、寛平中藤原
佐世現在書目、黄帝八十一難経、九、楊玄操註、八十一
難音義一、同撰、趙希弁讀書志曰、黄帝八十一難経一
卷、秦越人撰、呉呂廣注、唐楊玄操演、馬端臨文獻通考、

作五卷又詳讀書後志有丁德用虞庶註書並五卷而今集註亦作五卷九五字形相似易譌疑玄操當書五卷諸註仍之者歟某侯舊藏宋本史記扁鵲倉公列傳有大永間信幻雲附標不啻校心牘尾皆滿添以別紙援證諸家所引難經為楊氏原本而載其卷首署名正與讀書後志合有曰所見楊玄操注寫本也字多謬誤又曰難經楊氏云難音乃冊反然則當時併音義而行于世大永迄今未三百年而軼亡不傳深為可惜然其所引不下數十節文字端雅足窺古本真面又集註每卷署楊康候名是似玄操之外更有註解然註文稱楊

曰，殊無分别，嚮爲二家相涸，仍欲證明之，孜索有日，嘗
撿黄魯直豫章集，有楊子建通神論序，稱子建名康侯，
審是元符間人，因知如熙豈以上太平聖惠方、通眞子
註脈訣——神功萬全方，並
皇國醫心方、弘决外典鈔等所引，及丁虞所駁，皆非康
侯註矣，仍於諸書所引，一一表出，殆似無出康侯者云。
八十一難音義
本朝現在書目一卷
佚
侯氏自然難経疏

崇文總目十三卷

佚

丁氏德用難經補註

讀書後志五卷　書録解題作二卷

佚

趙希弁曰，丁德用以楊玄操所演，甚失大義，因改正之，經文隱奧者，繪爲圖，德用濟陽人，嘉祐末其書始成

陳振孫曰，難經二卷，渤海秦越人撰，濟陽丁德用補註，德用者，乃嘉祐中人也，序言太醫令呂廣重編此經，而楊玄操復爲之註，暨覺者難明，故爲補之，其間爲之圖，八十一難，分爲十

三篇而首編為診候最詳凡二十四難蓋脈學自扁鵲始也

按嘗見

皇國前輩本義標記有云補註五卷嘉祐七年壬寅暮

月戊申日洛陽丁德用序未知何所本

虞氏庶註難經

讀書後志五卷

佚

趙希弁曰虞庶仁壽人寓居漢嘉以為儒已而棄其業習醫

術為此書以補呂楊所未盡黎泰辰治平間為之序

按本義標記又云承議郎守尚書屯田員外郎前知三

泉縣兼管勾兵馬橋道勸農事騎都尉賜緋魚袋黎泰辰撰治平四年端午序，亦不詳所本。

王翰林集註黃帝八十一難經五卷

存

呂復曰：難經十三卷，宋王惟一集五家之說，而醇疵或相雜，惟虞氏粗為可觀。

按是書，文化初內醫千田子敬恭重刊，時先子序曰：王翰林集註黃帝八十一難經五卷，宋志及晁陳二氏並滑氏彙攷之類，俱不著錄，惟明葉盛菉竹堂書目又有難經集註一卷、未知王氏所集否、金紀天錫亦撰難經集註五卷、卷數不合、可疑也、今是書每卷首題曰呂廣丁德用楊玄操虞庶楊康侯註解、王九思王鼎象石友諒王惟一校正、附音釋、所謂王翰林者、未詳何人、宋仁宗天聖四年、王惟一爲翰林醫官、朝散大夫、殿中省尚藥奉御騎都尉、奉敕編修、銅人腧穴鍼灸圖經、王翰林即惟一已、考趙希弁志、丁德用註、成于嘉祐末、虞庶註黎泰辰治平間爲之序、並在天聖之後、由此觀之、惟一歷仕仁宗英宗兩朝、修銅人經之後、經數十年、而校正是書也、呂廣楊玄操丁德用虞庶註、簿錄載其目、諸家亦多援引、特至楊康侯、未有所攷、註中稱楊氏爲辨駁丁氏之說者兩條、明是康侯說矣、餘皆與玄操說混、不可辨也、王九思、王鼎象、石友諒輩、他書無所見、與惟一同爲北宋人、無疑矣、舊刻慶安板、雖未見祖本、題曰王翰林、則非惟一之舊也、是書視之於滑氏之融會衆說、以折衷之、則醇疵駁混、似不全美、然吳呂廣以下之說、得藉以傳之、要之醫經之有註、當以此爲最古也、

又按楊康侯所著通神論、元符中黄魯直爲序、與天聖四年、相距七十餘年、王惟一決不得與康侯肩睫相接、則不知何由集入其說也、辛巳仲冬十八日、西城侍醫

野間君成式令嗣仁夫成已得

皇國亡名氏難經俗解鈔，持來見示，卷首稱難經有十家補註，所謂十家，併越人而言之，曰盧秦越人撰，吳太醫令呂廣註，濟陽丁德用補註，前歙州歙縣尉楊玄操演，巨宋陵陽草萊虞庶再演，青神楊康侯續演，琴臺王九思校正，通仙王日休象再校正，東京道人石友諒音釋，翰林醫官朝散大夫殿中省尚藥奉御騎都尉賜紫金魚袋臣王惟一重校正，建安李元立鋟木于家塾，據此，諸家校註本固各單行，李氏鳩集其說，編一家補註，而若著名，似不以朝代為次序，後人以王惟一名在最後，謂係其所集、仍別為一書、題以王翰林集註字、先子所謂其非王氏之舊者、可見也、祭酒林天瀑先生衡佚存叢書嘗刻是書、曰明王九思所編、蓋未深加考究也、

龎氏安時難經辨義

宋志一卷

佚

宋史本傳曰、龎安時字安常、蘄州蘄水人、兒時能讀書、過目輙記、父世醫也、授以脈訣、安時曰、是不足為也、獨取黃帝扁鵲之脈書、治之未久、已能通其說、時出新意、辨詰不可屈、父大驚、時年猶未冠、已而病聵、乃益讀靈樞太素甲乙諸秘書、

凡經傳百家之渉其道者，靡不通貫。嘗曰：世所謂醫書，予皆見之，惟扁鵲之言深矣。蓋所謂難經者，扁鵲寓術於其書，而言之不詳，意者使後人求之歟！予之術蓋出于此，以之視淺深，決死生，若合符節。且察脈之要，莫急於人迎寸口。是二脈陰陽相應，如兩引繩，陰陽均則繩之大小等，故定陰陽於喉手，配覆溢於尺寸，寓九候於浮沉，分四温於傷寒。此皆扁鵲畧開其端，而予參以内經諸書，考究而得其說，審而用之，順而治之，病不得逃矣。又欲以術告後世，故著難經辨數萬言。

滑壽曰：蘄水龐安常有難經解數萬言，惜乎無傳。難經本義

宋氏庭臣　黃帝八十一難經註釋

宋志二卷

佚

劉氏闕名難經解

佚

王洙曰：昔東郡有一醫者，姓劉，其術甚異，通黄帝八十一難經，病註者失其旨，乃自爲解，獻於闕下，仍爲人講説，自號曰劉難經。其治病察脈，無隱不知，肘後有三藥奩，止藥末數品而已。每視人病，旋取諸末，和合加减，分爲劑料，且不盡其數，病未愈，他日再至，曰：此藥服不如數耳。所餘當有幾，人不能欺。後以老終。談録

周氏與權難經辨正釋疑

佚

滑壽曰周與權字仲立宋臨川人著難經辨正釋疑（難經彙考）

呂復曰難經周仲立頗加訂易而考證未明（九靈山房集滄洲翁傳）

八十一難辨正條例

一卷

存

王氏宗正難經疏義（本義作王宗立難經註義）

宋志二卷

佚

滑壽曰，王宗立字誠叔，宋紹興人，將仕郎，試近作監，嘗著難經註義。

高氏承德難經疏

佚

按右見于僧幻雲史記扁鵲倉公傳附摽，而紀天錫集註，駁其義，乃知承德爲宋人。

李氏嗣難經句解

國史經籍志四卷

佚存

自序曰，可以生人，可以殺人，莫若兵與刑，然兵刑乃顯然之生殺人皆可得而見醫乃隱然之生殺人不可得而見年來妄一男子耳不聽難素之語口不論難素之文濫稱醫妄用藥餌誤之於尺寸之脈何曾乎尺寸之兵差之於輕重之劑有甚於輕重之刑予業儒未效唯祖醫是習不揆所學嘗集解王叔和脈訣矣嘗句解幼幼歌矣如八十一難乃越人受桑君秘術尤非膚淺者所能測其秘隨句箋解義不容昧敬以十先生補註為宗祖言言有訓字字有釋必欲君子口誦心惟以我之生觀彼之生自必能回生起死矣何更有實實虛虛醫殺之譏吁醫有生人之功如此豈不賢於兵刑之生殺哉時大宋咸淳五年歲次己巳孟春臨川希范子李駉

子野自序、亡名氏難經俗解抄

又註義圖序論曰、黃帝八十一難經、盧國秦越人所撰、史記列傳曰、扁鵲者、姓秦氏、名越人、楊雄所謂扁鵲盧人是也、假設問荅、以釋疑難之義、凡八十一篇、故謂之八十一難經、醫經之興、始於黃帝、故繫之黃帝焉、以明其義皆有所受之、而非私智曲說也、今世所傳、雖有呂廣楊玄操註釋、皆淺陋畧而又用之以異端之說、近代為之註者、率多蕪雜、無足觀焉、是故難經奧旨、闇而不彰、醫者莫能資其說以施世也、今余妄意古人言、為之義解、又於終篇、撮其大法、合以素問、論而圖之、楊玄操之註、有害義理者、指摘而詳辨焉、然後切脉

之綱要粲然可觀醫者考之可以審是非而闢邪說矣同上

熊均曰李駉字子野號希范子宋咸淳間臨川人集註叔和脉訣又有難經句解並行於世醫學源流

呂復曰李子野為難經句解而無所啓發九靈山房集滄洲翁傳

謝氏復吉 難經註

佚

熊均曰謝復古宋人有難經註醫學源流

徐春甫曰謝復古為宋翰林學士籍醫業尤工于傷寒發仲景之奧旨

馮氏玠 難經註

佚

鄭所南曰，雙瞳之間，為下丹田，出神景內經。瑪以註難經以難下註，引之甚詳。文集答吳山人問遠遊觀地理書自註。

滑壽曰，難經諸家經解，馮氏、丁氏傷於鑿。難經彙考

紀氏天錫集註難經

五卷　國史經籍志作三卷。

佚

金史本傳曰，紀天錫字齊卿，泰安人，早棄進士業，學醫，精於其技，遂以醫名世。集註難經五卷，大定十五年上其書，授醫學博士。

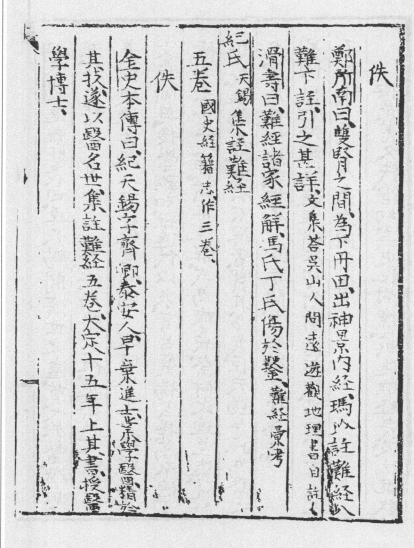

紀天錫進難經表曰：臣天錫聞濟世之道，莫大於醫；識病之源，在乎經典。今有八十一難經，為醫之祖，是秦越人將黃帝素問疑難之義八十一篇，重而明之，故曰八十一難經。然其文義閒奧，後學難知。雖近代以来有呂廣、楊玄操、高承德、丁德用、王宗正之徒，或作註解，或為疏義，奈何文理差迭，深隱經旨，義濫觴其說，遺而不解者實其多矣。臣天錫今此為醫學之患，遂乃精加訪求，首尾十餘年間，方始識其理趣云。

呂復曰：紀齊卿註難經稍密，乃附辨楊玄操、呂廣、王宗正三子之非。九靈山房集滄洲翁傳

按：是書已久佚，僧幻雲史記附標載進難經表及註說數

十則辨論頗為精確。

張氏元素藥註難經

佚

金史本傳曰：張元素字潔古，易州人。八歲試童子舉，二十七試經義進士，犯廟諱下第，乃去學醫，無所知名。夜夢有人用大斧長鑿鑿心開竅，納書數卷於其中，自是洞徹其術。河間劉完素病傷寒八日，頭痛脈緊，嘔逆不食，不知所為。元素往候，完素面壁不顧。元素曰：何見待之卑如此哉。既為診脈，謂之曰：脈病云云。曰：然。初服某藥，用某味乎。曰：然。元素曰：子誤矣。某味性寒，下降走太陰，陽亡汗不能出。今脈如此，當服某

藥則效矣完素大服如其言遂愈元素自此顯名元素治病不用古方其説曰運氣不齊古今異軌古方新病不相能也自為家法云

滑壽曰潔古氏難經藥注疑其草稿姑立章指義例未及成書世今所見者往往言論於經不相涉且無文理潔古平日著述極醇正此絶不相似不知何自遂乃板行反為先生之累豈好事者為之而托為先生之名邪要之後來東垣海藏羅謙甫輩皆不及見若見必當與足成其説不然亦囬護之不使輕易流傳也

王氏以御　難經重矣

佚

呂復曰：張潔古難經註後附藥，殊非經意。王少卿演繹其說，目曰重玄，亦未足以發人之蘊。九靈山房集滄洲翁傳

袁氏坤厚難經本旨

佚

滑壽曰：袁坤厚字淳甫，本朝古益人，成都醫學官，著難經本旨，佳處甚多，然其因襲處未免踵前人之非，且失之冗爾。

謝氏縉孫難經說

佚

滑壽曰：謝縉孫字堅白，廬陵人，元統間醫官候郎，遼陽路官醫

提舉其說殊有理致源委、

陳氏瑞孫 難経辨疑

佚

滑壽曰、陳瑞孫字廷芝、本朝慶元人、温州路醫學正、與其子宅之同著難経、

滑氏壽 難経本義

國史経籍志二卷

存

凡例曰、一難経正文、周仲立李子野輩、擅加筆削、今並不從

一紀齊卿於経中盛字、多改作甚字、豈國諱或家諱、有所

避邪，蓋昧於臨文不諱之義也，今不從。　一經中錯簡衍文，辨見各篇之下，仍為缺誤。總類以見其槩。　一八十一難，隋唐經籍藝文志俱云二卷，後人或纂為三，或分而為五，今仍為二卷，以復書志之舊。楊玄操復為十三類，以統之，今亦不從。　一難經八十一篇，蓋越人取內經靈樞之文設為問荅，前此註家皆不考所出，今並一一攷之，其無可考者，於七難內發其例。

朱右攖寧生傳曰：滑壽請其師京口王居中曰：難經本素問靈樞之旨，設難釋義，其間榮衛部位，藏府脉法，與夫經絡腧穴，辨之博矣，而闕誤或多，愚將本其旨義註而讀之，何如？

居中曰，甚矣子之善學也，善哉子學之得其道也。醫史
四庫全書提要曰：滑壽字伯仁，明史方伎傳稱為許州人，寄
居鄞縣。案宋右櫻寧生傳曰：世為許州襄城大家，元初祖父
官江南，自許徙儀真，而壽生焉。又曰：在淮南曰滑壽，在吳曰
伯仁氏，在鄞越曰櫻寧生。然則許乃祖貫，鄞乃寄居，實則儀
真人也。壽卒於明洪武中，故明史列之方技傳。然戴良九靈
山房集有懷滑櫻寧詩曰：海日蒼涼兩鬢絲，異鄉飄泊已多時，
欲為散木留官道，故托長桑說上池。蜀客著書人豈識，韓公
賣藥世偏知。道途同是傷心者，只合相從賦黍離。則壽亦抱
節之遺老，託於醫以自晦者也。是書首有張翥序，稱壽家去

東垣近世傳李杲之學，字櫻寧，生傳則稱學醫於京口，王居中學鍼法於東平高洞陽，考李杲足迹未至江南，與壽時代亦不相及，考翁所云殆因許道東垣附會其說歟。難經八十一篇歷代醫家多有註釋，壽所採摭凡十一家，今惟壽書傳於世，其書首列彙考一篇，論書之名義源流，次列闕疑摠類一篇，記脫文誤字，又次圖說一篇，皆不入卷數，其註則融會諸家之說，而以己意折衷之，辨論精確，考證亦極詳審，壽本儒者，能通解古書文義，故其所註視他家所得為多云

呂氏復難經附說

佚

呂復曰，難經余嘗輯諸註家之長先訓詁而後辭意次總附鄙說其間以便後學未敢以為是也。

亡名氏難經辨釋

文淵閣書目一部一冊闕 菉竹堂書目作二卷。

未見

熊氏宗立勿聽子俗解八十一難經

六卷

存

徐春甫曰，正統間熊宗立難經俗解相傳愈失其義如五十九難云顛狂之脈陰陽俱盛，俗解分陰分陽與本文畔，諸如此類甚多，殆使後學晦盲。是故國朝醫政，壞于難經脈訣二書之傳也。

張氏世賢圖註八十一難經

明志八卷

存

四庫全書提要曰：張世賢字天成，寧波人。正德中名醫。是難經舊有吳呂廣、唐楊玄操諸家註，宋嘉祐中丁德用始於文義隱奧者各為之圖，元滑壽作本義，亦有數圖，然皆不備。世賢是編於八十一篇篇篇有圖，凡註所累言不盡者，可披圖而解，惟其中文義顯然不必待圖始解者，亦強足其數，稍為究發其註，亦循文敷衍，未造深微。

按是書吳門沈氏碧梧堂梓刊，凡八卷。爲世賢原本，文

有圖註八十一難經辨真四卷，題曰四明張世賢註，蓋

係坊刻之妄改焉。

馬氏蒔難經正義

醫藏目録九卷

未見

姚氏濬難經考誤

未見

江南通志曰：姚濬，字哲人，和州人，前太醫院九嵕，字新陽之

子。業儒、能毉。醫學世其家、所著、有脉法正宗、難經考誤、風疾心讀、及藥品徵要等書、行世、

徐氏述

難經補註

未見

按右見于武進縣志、

王氏文潔

圖註八十一難經評林捷徑統宗

六卷

存

張氏景皐

難經直解

未見

朔方志曰張景皐精太素脉可生則藥不可生斷以日時百無一失窮通壽夭以脉推之亦無不驗所著有難經直解

黄氏淵難素箋釋

未見

按右見于浙江通志

徐氏大椿難經經釋

二卷

存

自序曰難經非經也以靈素之微言奧旨引端未發者設為問答之語俾暢厥義也古人書篇名義非可苟稱難者辯論

之謂天下豈有以難名為經者故知難經非經也自古言醫者皆祖内經而内經之學至漢而分倉公氏以脉勝仲景氏以方勝華佗氏以鍼灸雜法勝雖皆不離乎内經而師承各別逮晉唐以後則支流愈分徒講乎醫之術而不講乎醫之道則去聖遠矣惟難經則悉本内經之語而敷暢其義聖學之傳惟此為其宗然竊有疑焉其說有即以經文為釋者有悖經文而為釋者有顛倒經文以為釋者夫苟如他書之別有師承則人自立說源流莫考即使與古聖之說大悖亦無從而證其是非若即本内經之文以釋内經則内經具在也以經證經而是非顯然矣然此書之垂已二千餘年註者不

下數十家皆不敢有異議其間有大可疑者且多曲為解釋并他書之是者反疑之則豈前人皆無識乎殆非也蓋經學之不講久矣惟如溯流以尋源不得則中道而止未嘗從源以及流也故以難經視難經則難經自無可議以內經之義疏視難經則難經正多疵也余始也蓋嘗崇信而佩習之習之久而漸疑其或非更習之久而信已之必是非信已也信夫難經之必不可違乎內經也於是本其發難之情先為申述內經本意索其條理隨文詮釋既乃別其異同辨其是否其間有殊法異義其說不本於內經而與內經相發明者此則別有師承又不得執內經而議其可否惟夫遵內經之

訓而詮解未洽者，則摘而證之於經，非以難經為可詆也。正此所以彰難經於天下後世，使知難經之為內經羽翼，其淵源如此也。因名之為經釋。難經所以釋經，今復以經釋難，以難釋經而經明，以經釋難而難明，此則所謂醫之道也，而非術也。其曰秦越人著者，始見新唐書藝文志，蓋不可定然，實兩漢以前書云。雍正五年三月既望，

凡例曰：是書總以經文為證，故不旁引他書，如經文無可證，則間引仲景傷寒及金匱要略兩書，此猶漢人遺法，去古未遠，若甲乙經、脈經，則偶一及之，然亦不過互相參考，並不據此以為駁辨，蓋後人之書，不可反以證前人也。

一 難經註

釋其著者不下十餘家今散亡已多所見僅四五種語多支離淺陋惟滑氏本義最有條理然余亦不敢襲一語蓋難經本文理解也極明曉其深文奧義則俱本内經今既以内經為詮釋則諸家臆說總屬可去故訓詁詮釋則依本文辨論考證則本内經其間有章節句語錯悞處前人已是正者則亦註明某人之說餘則無前人一字即有偶合非故襲也一辨駁處固以崇信内經違衆獨異皆前人之所未及即本文下詮解處不無與前人合者然此皆屬文理一定無可異同並非勦說要亦必深思體認通貫全經而後出之此處頗多苦心故條理比前人稍密則同中仍不無小異也

四庫全書提要曰徐大椿是書以秦越人八十一難經有不合内經之旨者援引經文以駁正之考難經漢志不載隋志始著於錄雖未必越人之書然三國已有呂博望註本而張機傷寒論平脈篇中所稱經說今在第五難中則亦後漢良醫之所爲歷代以來與靈樞素問並尊絶無異論大椿雖研究内經未必學出古人上遽相排斥未見其然况大椿所據者内經而素問全元起本已佚其第七篇唐王冰始稱得舊本補之宋林億等校正已稱其天元紀大論以下與素問餘篇絶不相通疑冰取陰陽大論以補所亡至刺法本病二論則冰本亦闕其間字句異同億等又後有校改註中題

曰新校正，皆是則素問已為後人所亂，而難経反為古本。又滑壽難経本義列是書所引內経而今本無之者不止一條，則當時所見之本與今亦不甚同，即有舛互，亦宜兩存。遂執以駁難経之誤，是何異談六經者執開元改隸之本以駁漢博士耶。存目

自序略曰：康熙三十二年五月十五日，余生於下塘毓瑞堂。年二十，從學於周意庭先生。是歲縣庠入泮，始先祖名余曰大椿，字靈胎。至是更名大業，後以欽召稱字，遂以字名。余之習醫也，因第三弟患痞，先君為徧請名醫，余因日與講論。又藥皆親製，醫理稍通。既而四五兩弟又連病卒，先君以悲

悼得疾，醫藥之事無歷歲，家藏有醫書數十種，朝夕披覽，久而通其大義，曾念之，時醫茫如也，乃更窮源及流，自内経以至元明諸書，廣求博採，幾萬餘卷，而後胸有實獲，不能已於言矣。謂學醫必先明経脈藏腑也，故作難經經釋。謂藥性必當知其真也，故作神農本草百種録。謂治病必有其所以然之理，而後世失其傳也，故作醫學源流論。謂傷寒論顛倒錯亂，註家各私其說而無定論也，故作傷寒類方。謂時醫不攷病源，不辨病名，不知経方，不明法度也，故作蘭臺軌範。謂醫道之壞，壞於明之薛立齋，而呂氏刻趙氏醫貫，尚以六味八味兩方治天下之病，貽害無窮也，故作醫貫砭。謂醫學

絶傳、邪説互出、殺人之禍烈也、故作慎疾芻言、此三十餘
年難易生死、無不立辨、怪症痼疾、皆獲効驗、遠近求治、刻無
寧晷、制撫河鹽以及司道各大憲、皆謬以謙辭禮聘、亦知
其為儒生、有以學問經濟咨詢者、由此而微名上達九閽矣、
乾隆二十五年、上訪名醫於諸大臣、秦大司寇文恭公以巨
靈胎對、上領之、九月太學士蔣文恪公病、上諭中堂當招徐
靈胎診治、公一再遣人聘余、余適以病辭、廿六年正月、上乃
下廷諭、命撫軍陳公即送來京、時余病亦痊、乃就道、至即命
與地孫两太醫全擬方、蔣公病已不可為、余方欲奏明、適上
命額駙福公問、徐靈胎蔣某病幾時得愈、因據奏曰、過三

夏七日則休矣。福公轉奏，上親臨視，見蔣公病果劇，駕回，諭秦大司寇曰：徐靈胎學問既優，人又誠實，只不知能在京效力否？秦公得旨，臣聞命之下，感激涕零，自揣年老多病，萬難效力，即懇秦公轉奏。是晚上命視大司農李公疾，明日又命入圓明園，連奉特旨六次，乃於五月初四日蒙聖恩放歸田里，事詳述恩紀略中。自此築室吳山之畫眉泉，為靜養之地，不復遠行矣。辛卯夏日，洄溪老人書於耄學龕，時年七十有九。蘭臺軌範

徐爔曰：先府君既作自序，方期頂祝聖恩，閉户著書，以終餘年，忽一日嘆曰：吾自審脉象，恐不逾今歲矣，惟覺心中有未

了事，亦不自解其因。至十月廿五日，奉旨復召入都，恍然曰，向覺有未了者，此耶。時方卧疴，强起入都，大中丞暨諸大憲親詣舟次，府君感沐聖恩，力疾登程，爔隨侍，中途疾亦漸已，精神轉旺，餐飯有加。臘月初一日抵都，精力復衰。越三日，府君從容議論陰陽生死出入之理，并自作墓前對聯，有滿山芳草仙人藥，一徑清風處士墳之句。至夜，談笑而逝。額駙尚書福公入奏，是日上賞白金一百兩，贈儒林郎，并傳旨諭爔護喪以歸，明春扶櫬旋里，葬越來溪之塍，字圩新阡。伏念府君以諸生，達九重，兩膺徵召，生前知遇，身後寵榮，遭逢盛世，千載一時。爔雖自愧無文，謹就府君自序所未竟者，附

綴數行以誌不朽云、同上

袁枚曰、乾隆二十五年、文華殿大學士蔣文恪公患病、天子訪海内名醫、大司寇秦公首薦吳江徐靈胎、天子召入都、命視蔣公疾、先生奏疾不可治、上嘉其朴誠、欲留在京師效力、先生乞歸陶里、上許之、後二十年、上以中貴人有疾、再召入都、先生已七十九歲、自知衰矣、未必生還、乃率其子爔載楄柎以行、果至都三日而卒、天子惋惜之、賜帑金、命爔扶櫬以歸、嗚呼、先生以吳下一諸生、兩蒙聖天子蒲輪之徵、巡撫司道到門速駕、聞者皆驚、且羡以為希世之榮、余、舊史官也、與先生有撫塵之好、急思採其奇方異術、奮筆書之、以垂醫

纔偭活蒼生倉猝不可得今秋訪儀於吳江得其自述紀
略又訪諸吳人之能道先生者為之立傳傳曰先生名大
椿字靈壽晚自號洄溪老人家本望族祖鈨康熙十八年
鴻詞科翰林纂修明史先生生有異稟聰強過人凡星經
地志九宮音律以至舞刀奪槊勾卒嬴越之法靡不宣究
而尤長於醫每視人疾穿穴膏肓能呼肺腑與之作語其
用藥也神施鬼設斬關奪隘如周亞夫之軍從天而下諸
岐黃家目憆心駭帖帖詟服而卒莫測其所以然先生長
身廣顙音聲如鐘白鬚偉然一望而知為奇男子少時留
心經濟之學於東南水利尤所洞悉先生隱於洄溪矮屋

百緣有書眉泉小橋流水松竹鋪紛登樓則太湖奇峯鱗羅布列如兒孫拱侍狀先生嘯傲其間人望之最真人之在天際也所著有難經釋醫學原流等書凡六種其中鍼砭利弊剖析經絡將古今醫書存其是指其非久行於世子爔字榆村儻易有父風能活人濟物以世其家隨園文集

黃氏元御難經懸解

二卷

未見

四庫全書提要曰難經之出在素問之後靈樞之前故其中所引經文有今本所不載者然其文自三國以來不聞所竄亂

亂元。御示詔舊本有譌，復多所更定，均所謂我用我法也。存目

戴氏震 註難經

未見

李斗曰：戴震，字東原，休寧人，為漢儒之學，精於音韻律算。乾隆壬午舉于御，奉詔重輯永樂大典，與邵晉涵、周永年、楊昌霖、余集同入館，分纂四庫全書，著有註難經、傷寒論、金匱諸書，亦未卒業。揚州畫舫録

唐氏千頃 春秋本難經註疏

未見

曹錫端江寧廣文唐先生傳曰：先生娶嚴氏、吳氏、陳氏，子二，

長以方沂次方淮今名千頃入太學好經術著書廿種更通岐黄嘗活人孫兼鈞幼博覽群書能標卓識見者莫勿驚奇器重

唐氏兼鈞内難要語

未見

按右二書見于文房肆考藝文志

醫籍考卷七

醫籍考卷八

東都　丹波元胤紹翁　編

醫經八

岐伯經

隋志十卷

佚

白氏爾名內經

漢志三十八卷

佚

外經

漢志三十六卷

佚

旁篇

漢志二十五卷

佚

扁鵲內經

漢志九卷

佚

外經

漢志十二卷

佚

扁鵲鏡經

一卷

佚

南史張邵傳曰，徐文伯字德秀，濮陽太守熙曾孫也。熙好黄老，隱於秦望山，有道士過求飲，留一瓠𤬪與之曰：君子孫宜以道術救世，當得二千石。熙開之，乃扁鵲鏡經一卷，因精心學之，遂名震海内。

靈元經

藝文略三卷

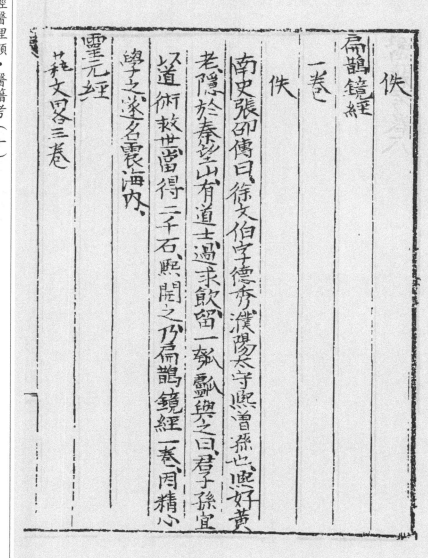

佚

醫籍考卷八